AF474198

ANATOMIE ET PHYSIOLOGIE

DE L'OREILLE

LA LAME SPIRALE DU LIMAÇON

ET L'ORGANE DE CORTI

D'APRÈS DES RECHERCHES ORIGINALES

PAR

B. LŒWENBERG

Docteur en médecine des Facultés de Berlin et de Paris
Membre de la Société micrographique.

Avec 4 planches dessinées par l'auteur

PARIS

IMPRIMERIE DE E. MARTINET

RUE MIGNON, 2

1870

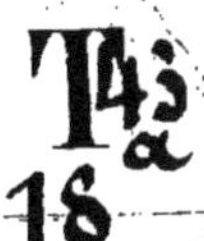

ANATOMIE ET PHYSIOLOGIE

DE L'OREILLE

Paris. — Imprimerie de E. MARTINET, rue Mignon, 2.

ANATOMIE ET PHYSIOLOGIE

DE L'OREILLE

LA LAME SPIRALE DU LIMAÇON

ET L'ORGANE DE CORTI

D'APRÈS DES RECHERCHES ORIGINALES

PAR

B. LŒWENBERG

Docteur en médecine des Facultés de Berlin et de Paris

Membre de la Société micrographique

La première moitié de ce livre a été publiée séparément en 1867

PARIS

IMPRIMERIE DE E. MARTINET

RUE MIGNON, 2

1869

LA LAME SPIRALE

DU LIMAÇON DE L'OREILLE

DE L'HOMME ET DES MAMMIFÈRES

RECHERCHES D'ANATOMIE MICROSCOPIQUE

CHAPITRE PREMIER.

HISTORIQUE.

Le premier qui utilisa l'application du microscope pour l'anatomie du limaçon, fut l'illustre *Scarpa*. On lui doit une bonne description de la ramification du nerf cochléen dans la lame spirale osseuse, et la délimitation des différentes zones de la partie molle de cet organe.

Après Scarpa, *Huschke* est venu donner une description exacte de la région de la lame spirale molle qui touche au bord extérieur de la lame osseuse, partie que son prédécesseur avait appelée *zone choriacée* et à laquelle Huschke a donné le nom de *zone cartilagineuse*. Il a décrit, en outre, certaines parties qui se trouvent au delà de la zone cartilagineuse, et que l'on comprend maintenant sous le nom d'*organe de Corti*. On a tort d'en attribuer la découverte à M. Corti ; en lisant certains passages de l'ouvrage de Huschke, on est frappé de la précision avec laquelle l'auteur y dépeint l'image que ces parties donnent lorsqu'on les examine sous un grossissement moyen. Mais ce que

M. Huschke venait d'*entrevoir*, M. le marquis *Corti* l'a étudié avec un grand zèle, et y a découvert une foule de détails des plus intéressants. La zone striée de la lame basilaire, entrevue également par Huschke, et les autres parties de la lame spirale molle, ont été décrites avec une admirable précision par M. Corti, qui, en outre, a vu le premier le ganglion spiral du nerf cochléen, la membrane à laquelle on a donné le nom de *membrane de Corti*, et plusieurs espèces de formations cellulaires.

Les découvertes de M. Corti avaient attiré l'attention des micrographes allemands sur ce point; on vit alors plusieurs anatomistes des plus distingués s'adonner à l'étude de cette partie, étude hérissée de difficultés, soit à cause de la structure excessivement compliquée des organes, soit à cause de leur extrême fragilité et de la facilité avec laquelle ils s'altèrent par la moindre action de la décomposition cadavérique et des agents chimiques. MM. *Reissner*, *Kölliker*, *Claudius*, *Bœttcher*, *Max Schultze*, *Deiters* et *Hensen* ont apporté chacun sa part à l'étude de ces organes, qui en rectifiant des données émises par ses prédécesseurs, qui en découvrant de nouvelles parties, ou des rapports encore inconnus entre des parties déjà dévoilées.

CHAPITRE II.

CONSIDÉRATIONS GÉNÉRALES.

§ 1. — **Anatomie générale d'un tour du limaçon.**

Pour bien faire comprendre la description qu'on va lire, je crois utile d'exposer d'abord sommairement l'anatomie générale d'un tour du limaçon. J'abrégerai autant que possible cet exposé : le lecteur qui désirerait être informé plus amplement sur ces questions, trouvera plus de détails dans mon article sur les membranes et les canaux du limaçon, cité page VI.

Chaque tour du tube cochléen se divise en deux cavités secondaires qu'on appelle rampes (*scalæ*) (fig. 1, F et G), la rampe vestibulaire et la rampe tympanique. La cloison qui effectue cette séparation est en partie osseuse (fig. 2, C), en partie composée de formations non osseuses, de consistance très-variée (fig. 2, D). Depuis les remarquables recherches de M. Reissner (de Dorpat), on savait que la rampe vestibulaire du limaçon, au lieu de n'être qu'une seule cavité, renferme deux canaux bien distincts l'un de l'autre. Mais on ne pouvait pas se mettre d'accord sur la délimitation de ces canaux, les uns niant tout à fait l'existence de la membrane dite de Reissner, qui, selon cet auteur et d'autres, constituerait la cloison; les autres n'admettant pas certaine insertion externe de la membrane dite de Corti, qui, selon ceux-là, servirait de septum. J'ai montré (voir l'article cité plus haut) que, non-seulement la membrane controversée de Reissner (fig. 1, 4) existe, mais qu'en outre la seconde pellicule, partant du même point de la lame spirale que la première (fig. 1, 5), possède (*ib.* 12), comme celle-ci (*ib.* 1, 13), une insertion à la paroi extérieure du tube cochléen. *J'ai constaté ainsi l'existence d'un canal* (*ib.* 1), *inconnu jusqu'alors*, délimité par la membrane de Corti, celle de Reissner et la bande vasculaire (fig. 1, 8), qui se trouve appliquée contre le ligament spiral (*ib.* 7) (voy. aussi fig. 2). Il faut donc distinguer quatre canaux dans le tube cochléen :

1° La rampe tympanique (fig. 1, G).

2° Un canal que j'appellerai *canal de la lame spirale* (*ib.*, 2, 9 et 10), borné par la membrane basilaire (fig. 1, 6), le sillon spiral interne (*ib.* 14) (surface externe de la protubérance de Huschke (*ib.* 3), la membrane de Corti (*ib.* 5), et le sillon spiral externe (*ib.* 11) (j'appelle ainsi la partie de la face interne du ligament spiral (*ib.* 7) comprise entre l'insertion de la membrane de Corti et celle de la lame basilaire) : ce canal contient l'organe de Corti (*ib.* 10), le bourrelet épithélial (*ib.* 9), etc.;

3° Le canal que j'ai découvert (*ib.* 1);

4° Ce qui reste de la rampe vestibulaire (fig. 1, F), canal limité par la membrane de Reissner, une partie de la face supérieure de la protubérance de Huschke, la lame spirale osseuse et une partie de la paroi du tube cochléen.

Les pages suivantes contiendront une description de la lame spirale osseuse et de la lame spirale molle. Le canal que j'appelle canal de la lame spirale y sera traité, excepté toutefois : la membrane de Corti, qui forme une de ses parois et que j'ai décrite dans mes « Études sur les membranes et les canaux du limaçon », et l'organe de Corti, qui fera l'objet d'une étude spéciale.

§ 2. — **Méthodes d'examen.**

L'histoire des différentes découvertes auxquelles nous devons nos connaissances actuelles sur la structure du limaçon, est là pour prouver l'importance des méthodes d'examen dans ces recherches, si tant est que l'importance de la méthode en matière anatomique ait besoin d'être démontrée. Tel détail de structure ou de disposition était controversé, tel mode de développement demeurait incertain, jusqu'à ce qu'un observateur plus heureux que ses prédécesseurs eût trouvé un procédé de préparation propre à élucider le point litigieux. J'insisterai donc particulièrement sur les méthodes qui m'ont donné les meilleurs résultats.

Outre les procédés spéciaux qui ne servent qu'à démontrer certains rapports de détail, il y a quelques *principes généraux* qui doivent présider à ces recherches et dont nous allons nous occuper d'abord.

Il est essentiel d'abord d'examiner les limaçons le plus vite possible après la mort de l'animal, car la plupart des parties qui nous occupent, s'altèrent en très-peu de temps par la décomposition. De là résulte la difficulté de se procurer des limaçons d'homme assez frais pour l'étude des détails intimes de structure, difficulté qui est moindre cependant dans certaines journées d'hiver, où un froid sévère conserve assez bien le cadavre pendant l'époque qui doit s'écouler avant qu'on puisse procéder à l'autopsie.

L'examen des parties en question exigeant beaucoup de temps, il est souvent désirable de pouvoir conserver une pièce pour en examiner successivement les détails. Pour cela on n'a qu'à plonger l'organe dans une solution d'acide chromique ou de bichromate de potasse, ou bien dans la liqueur conservatrice de H. Müller, liquides qui le préserveront fort bien de toute décomposition pendant très-longtemps.

Il est indispensable de comparer continuellement des vues de face avec des coupes minces les unes aux autres, pour parvenir à une connaissance exacte des parties et de leurs dispositions mutuelles. Il n'est pas bien difficile de faire des coupes d'un limaçon d'embryon, dans lequel l'ossification n'a pas encore commencé ou n'est pas bien avancée, ou bien de détacher un morceau de la lame spirale déjà ossifiée et d'en faire des tranches. Mais outre qu'en détachant des morceaux on détériore très-facilement les parties en les touchant, ou en y faisant pénétrer des esquilles d'os, il est très-difficile de ne pas écraser ni déplacer par l'action même du rasoir les parties délicates que contient le canal cochléen et qui ont des attaches des plus fragiles. J'ai donc employé aussi pour ces objets la méthode qui m'a donné de si bons résultats pour les membranes et les canaux du limaçon (voyez l'article cité plus haut). Je plonge dans une solution concentrée de gomme arabique le limaçon entier (préalablement ouvert à n'importe quel endroit pour laisser entrer le liquide), ou un morceau détaché de la lame spirale; je laisse évaporer l'eau, et j'obtiens ainsi un morceau compacte de gomme renfermant toutes les parties si bien étayées, que l'instrument tranchant ne peut plus les déranger ni les casser. J'ai l'habitude d'ajouter 3 à 4 gouttes de glycérine pure à la quantité de liquide qui suffit pour enfermer un limaçon; cela a pour but de rendre moins friable le morceau solide qui reste, et qui sans cela se fendillerait facilement sous la pression de l'instrument tranchant. Je coupe en deux le morceau ainsi obtenu, en traversant de haut en bas l'axe du limaçon dans toute sa longueur, et j'en fais des tranches minces à l'aide d'un rasoir très-tranchant. Une goutte d'eau dissout ce qu'il y a de gomme dans la tranche, et il me reste alors la coupe du limaçon voulue.

Quand j'ai affaire à un limaçon déjà ossifié, je divise en deux verticalement, par un trait de scie fine, le morceau gommé obtenu par le procédé indiqué ci-dessus. Après avoir enlevé la plus grande partie de l'enveloppe dure avec un scalpel très-fort, je procède alors comme pour les parties non ossifiées.

On peut enlever les sels calcaires à l'aide de l'acide chlorhydrique très-dilué, et cette méthode que Scarpa a déjà employée est avantageuse dans certains cas, par exemple lorsqu'on veut rendre transparente la lame spirale osseuse pour étudier la marche des nerfs qu'elle contient; mais je n'ai pas réussi jusqu'ici à utiliser ce mode de préparation pour obtenir des coupes fines d'après ma méthode indiquée ci-dessus, parce que la solution de gomme ne remplissait pas complétement les limaçons que j'avais traités ainsi.

L'emploi de la gomme peut servir aussi pour obtenir des vues de face. Pour isoler de cette manière la lame spirale, on dirige le rasoir perpendiculairement à l'axe, tandis que pour les vues de profil on le conduit en sens vertical.

Lorsque le limaçon ne s'est rempli qu'imparfaitement, de sorte qu'il n'y a qu'un simple enduit gommeux sur la lame spirale et que les rampes elles-mêmes sont vides, j'utilise encore la préparation pour en tirer des vues de face. Je détache alors simplement des morceaux de la lame spirale, et je mets à nu les parties en dissolvant l'écorce gommeuse dans une gouttelette d'eau. Souvent ce léger enduit gommeux suffit pour conserver admirablement toutes les formations fragiles qui recouvrent la lame spirale.

Mes recherches ont été faites surtout sur des limaçons d'hommes, enfants et adultes, de chats, de chiens, de lapins, de cochons d'Inde et de rats, et en outre sur des embryons d'hommes et de cochons.

En décrivant le limaçon, nous nous le figurons reposant sur sa base, le sommet en haut, l'axe dirigé verticalement. Par conséquent nous désignerons la rampe vestibulaire comme supérieure, tandis que dans la station debout de l'homme elle regarde en avant et en dehors, et la rampe tympanique comme inférieure.

Nous appellerons longitudinale la direction que suivent les tours du limaçon, transversale ou radiale celle qui est perpendiculaire à la première.

CHAPITRE III.

LA ZONE OSSEUSE DE LA LAME SPIRALE.

§ 1. — Le nerf cochléen dans l'axe du limaçon.

La branche cochléenne du nerf acoustique entre dans l'intérieur du limaçon (fig. 1, D) en passant à travers les trous de la lame criblée spiroïde (*tractus spiralis foraminosus seu foraminulentus*), à part une partie de ses fibres qui, au lieu d'entrer avec la masse du nerf, s'en détachent pour passer séparément et directement dans une partie de la lame spirale du premier tour.

La masse des fibres nerveuses monte dans l'axe (*ib.* H) (noyau, *modiolus* des auteurs allemands, *nucleus*, *conus*, *columella*, *pyramis*) du limaçon en formant une lame enroulée sur elle-même. Chemin faisant, celle-ci se déroule et envoie, dans toute l'étendue de son parcours, des faisceaux nerveux (fig. 1, *a a*) à la lame spirale osseuse, qui, à son attache à l'axe, est percée d'une série continue de trous conduisant dans un canal dont nous allons nous occuper maintenant.

§ 2. — Le canal spiral de Rosenthal.

Les fibres nerveuses (fig. 2, *h*) qui, après être entrées dans le canal de l'axe, y montaient tout droit de la manière que nous venons d'indiquer (*ibidem*), se courbent à mesure qu'elles se détachent du tronc (*ib.* 7) pour entrer dans un canal (*ib.* 6), du tronc *canalis spiralis modioli* (canal spiral de Rosenthal).

Ce canal (fig. 2, 6) est situé dans le commencement de la lame spirale osseuse, tantôt plus vers l'axe, tantôt plus vers le dehors, selon les espèces d'animaux qu'on examine, et selon la région du limaçon que l'on regarde.

M. Vietor a décrit les différentes positions et formes de cet organe chez un grand nombre de mammifères ; nous sommes obligé de renvoyer au travail de cet observateur ceux qui désireraient des données plus étendues quant au nombre d'espèces examinées.

Dans de belles coupes d'un limaçon de chat que nous avons obtenues, et dont la figure 2 en représente une en partie, nous avons trouvé les rapports suivants :

Le noyau qui n'est osseux que vers l'extérieur (dans les deux tiers inférieurs du limaçon du chat), y est formé non pas par une seule lame osseuse, mais, à ce que je trouve, par un système de plusieurs lamelles parallèles à peu près l'une à l'autre, et unies mutuellement par des brides osseuses. La lame spirale (fig. 2 et 3) osseuse prend naissance sur celle de ces lamelles qui est la plus excentrique (*ib.* 5) ; la lamelle supérieure (*ib.* 2) de la lame spirale osseuse s'en écarte à angle droit, mais la lamelle inférieure (*ib.* 3), qui se trouve insérée beaucoup plus bas, se dirige en biais en haut et en dehors (ce rapport est peu prononcé dans la figure). Après un court trajet, elle change de direction et continue parallèlement à la lamelle supérieure dans un sens horizontal.

Certaines lamelles de la paroi externe du noyau, la partie intérieure de la lamelle supérieure et la partie ascendante de la lamelle inférieure, concourent ainsi à la formation d'un canal osseux, le canal spiral de Rosenthal (*ib.* 6).

Ce canal se trouve fermé complétement et transformé en un espace cylindrique, par le fait que des cloisons partant du périoste remplissent les interstices qui séparent les parois osseuses l'une de l'autre. La paroi interne empiète en outre sur le tissu osseux du noyau en s'avançant sous forme d'un arc. Je trouve de plus, sur la même série de préparations, que, dans le dernier tour, ce canal manque tout à fait de parois osseuses.

Le canal spiral du limaçon de l'homme offre d'autres détails curieux : ici ce canal se trouve très-bas dans la rampe tympanique, et la lamelle inférieure de la lame spirale osseuse décrit un arc assez considérable pour venir cheminer parallèlement à la lamelle supérieure.

Le canal est percé en général de deux séries de trous : l'une, inférieure (*ib.* 7,7), le met en communication avec le canal de l'axe ; l'autre, supérieure (*ib.* 3,3) et extérieure, conduit dans l'espace contenu entre les deux lamelles de la lame spirale osseuse. La première est souvent multiple, des trabécules osseux les divisant en deux ou plusieurs, ainsi que c'est représenté dans la figure 2.

§ 3. — **Le ganglion spiral.**

(*Habenula ganglionaris*, ou bandelette ganglionnaire de Corti.)

Les fibres du nerf cochléen groupées en faisceaux arrivent en montant devant le canal spiral et se courbent vers l'extérieur pour passer à travers les ouvertures de la série inférieure. A peine entrées dans ce canal, elles y forment un ganglion (fig. 2, 6) qui le remplit entièrement dans toute son étendue et où l'on ne distingue plus de faisceaux.

Les fibres du nerf cochléen, fibres à doubles contours comme les fibres des autres nerfs, perdent dans ce canal un des contours, tout en s'amincissant considérablement. Le filet ainsi formé va s'unir à une petite cellule nerveuse de forme ovale et d'un aspect très-transparent, muni d'un noyau avec son nucléole. Toutes ces cellules sont bipolaires : du bout périphérique opposé à celui dont nous venons de parler (bout central), sort un prolongement analogue au premier. A une distance de la cellule qui dépasse la longueur de celle-ci, le second prolongement, prolongement périphérique, reprend le double contour et constitue un filet nerveux ordinaire, qui poursuit alors son chemin vers le tube cochléen.

Le ganglion ainsi formé représente une bande spirale intercalée dans le cours des faisceaux du nerf. J'y ai trouvé non-seulement des fibres et des cellules nerveuses, mais en outre un tissu réticulé, composé de fibres fines formant des mailles dont chacune renferme une cellule. Chez l'homme et chez le chat, ces fibres étaient plus fines que chez le lapin. J'ai vu, une fois, sur une préparation provenant d'un limaçon de chien, une fibre plus forte qu'un prolongement ordinaire de ces cellules, prendre naissance sur une d'entre elles, non loin de l'un des prolongements. Cette fibre ressemblait tout à fait à celles qui forment le réseau dont je parle.

En cherchant des données sur ce tissu dans les travaux de mes prédécesseurs, je n'en ai trouvé aucune mention, excepté une observation de M. Deiters qui parle (page 88, *loc. cit.*) de tractus de tissu conjonctif trouvés dans la zone ganglionnaire par M. Boettcher. Je n'ai pas pu me procurer à Paris la thèse de cet auteur, où M. Deiters a probablement trouvé le passage auquel il fait allusion. Je l'avais lue à la bibliothèque impériale de Vienne, mais il m'est impossible de me rappeler s'il y parle d'un réseau pareil au mien. Il ne le mentionne pas dans l'article publié par lui dans les *Archives de Virchow*, et que j'ai sous les yeux. Je ne suis donc pas à même de juger si nos observations ont trait à la même formation.

§ 4. — **La lame spirale osseuse.**

Rapports des deux lamelles de la lame osseuse entre elles.

La lame spirale osseuse est composée de deux lamelles : tout le monde est d'accord sur ce point, mais on ne l'est pas sur les rapports qui existent entre les deux lamelles. M. Krause, par exemple, regarde la lame spirale osseuse comme consistant réellement en deux plaques tout à fait séparées. M. Corti, par contre, se prononce ainsi (page 113, *loc. cit.*) : « La lame spirale contient » dans son épaisseur un système de canaux placés dans le même » niveau, et qui s'anastomosent très-souvent entre eux de façon » à composer une couche de mailles très-étroites... Un tel arran» gement de canaux rend très-facile une séparation de la lame » spirale osseuse en deux lames, ce qui pourrait faire croire que

» la masse osseuse même est réellement composée de deux lames... » En nous approchant cependant du bord libre de la lame spirale » osseuse, les canaux qui servent de passage aux faisceaux ner- » veux deviennent tellement aplatis et s'anastomosent si souvent » entre eux, qu'ils disparaissent enfin tout à fait. Le seul bord libre » de la lame spirale osseuse est donc en effet composé de deux » lames très-minces. »

M. Kölliker se prononce de la même manière que M. Corti.

M. Deiters, au contraire, dit (*loc. cit.*, page 1) : « La lame spirale consiste en deux couches séparées par un espace osseux qui communique avec des lacunes qui montent dans l'axe du limaçon sous forme de fins canalicules ; ceux-ci donnent passage aux faisceaux du nerf acoustique... que l'on peut suivre jusqu'entre les deux lamelles de la lame spirale osseuse. » Dans un autre endroit (page 77), il parle de certains faisceaux de tissu conjonctif qui, tendus d'une lamelle à l'autre dans l'intérieur de la lame spirale osseuse, sépareraient la masse du nerf dans les nombreux faisceaux dans lesquels celui-ci se partage pendant son passage dans la lame spirale osseuse. Il ajoute (page 78) : « Je ne puis décider si ces faisceaux du tissu conjonctif peuvent s'ossifier et former ainsi des brides osseuses (trabécules) traversant la masse du nerf et unissant les lamelles osseuses l'une à l'autre. D'après mes préparations, je crois que cela est possible. »

D'après mes recherches enfin, il existe des rapports différents chez l'homme et chez plusieurs espèces d'animaux.

La lame spirale osseuse de l'homme est fendue dans toute sa longueur en deux lamelles bien distinctes (fig. 5, 1 et 2). Les brides réunissant les deux lamelles entre elles se trouvent très-clair semées dans le parcours de la lame osseuse, occupant, de prédilection (*ib.* 3), la partie extérieure de cette lame et surtout le point situé au-dessous de l'origine de la membrane de Reissner (*ib.* 7). Elles naissent souvent à base large sur deux points opposés des lamelles osseuses et s'amincissent vers le milieu; leur tissu est composé de petits trabécules osseux contenant des lacunes qui, parfois, renferment des vaisseaux sanguins. Leurs contours sont souvent dentelés.

Chez le cochon, ces brides sont plus nombreuses et se trouvent çà et là dans toute la longueur de la lame spirale osseuse. Leurs formes sont très-variées; le tissu même offre les mêmes rapports que ceux que nous avons constatés chez l'homme. J'ai trouvé dans plusieurs préparations que, dans le premier tour, les bords extérieurs des deux lamelles se soudaient complétement, excepté toutefois certains endroits où les filets nerveux passent dans la rampe vestibulaire, comme nous le verrons plus tard.

La lame spirale osseuse du chat ne m'a pas montré de brides du tout (fig. 2).

Chez le lapin, au contraire, je les ai trouvées nombreuses; dans quelques préparations les bords externes des deux lamelles se soudaient.

Chez le chien, il y en a excessivement peu.

L'étude de ces rapports offre des difficultés particulières; M. Corti a déjà dit qu'à cause de la friabilité des deux lamelles, « il est tout à fait impossible d'en faire des tranches très-minces comme on fait pour les os en général ». Ajoutons que, comme nous l'avons vu tout à l'heure, les deux lamelles se trouvent très-mal étayées, des brides osseuses ou manquant tout à fait, ou ne pouvant prêter qu'un appui médiocre, et l'on comprendra aisément qu'en coupant de la manière ordinaire, on doit être sûr de n'obtenir qu'un mélange d'esquilles d'os et de fragments de nerf.

Il en est autrement lorsqu'on renferme le tout dans de la gomme d'après mon mode de préparation, qui m'a permis de faire des coupes parfaitement nettes et sur lesquelles j'ai pu non-seulement trouver les particularités que je viens d'énoncer, mais obtenir, en outre, des résultats remarquables concernant la structure même des lamelles osseuses.

Terminaison extérieure des lamelles.

La lame spirale se termine par deux plaques minces et très-friables chez l'homme, chez le cochon et chez d'autres animaux. D'après M. Kölliker, ces lamelles se terminent sur une même verticale. Dans les coupes que j'ai faites sur le limaçon du chat et sur celui du cochon, la lamelle inférieure dépassait souvent la lame supérieure : il se peut, du reste, que la coupe soit justement tombée sur une des pointes qui font partie des déchiquetures de la lame inférieure (voyez plus bas), ou sur un des renfoncements qui contribuent à former les déchiquetures de la lamelle supérieure, et leurs terminaisons pourraient bien, en somme, se trouver dans la même verticale, à part ces petites irrégularités partielles.

Nous avons déjà vu plus haut (page 18) que plusieurs préparations du cochon et du lapin m'ont présenté les deux bouts soudés : sur une série de coupes d'un embryon humain, les bouts étaient tantôt séparés, tantôt ils se joignaient en convergeant vers la ligne médiane de la lame spirale (fig. 5, 4).

Conformation de la lamelle supérieure.

J'ai trouvé que la plaque supérieure de la lame spirale osseuse est formée d'abord par deux lamelles distinctes, naissant isolément sur l'axe et séparées par un espace cunéiforme, partant triangulaire sur la coupe. Chez l'homme, cet espace cunéiforme est très-court, mais chez le chat il règne plus ou moins loin dans la lamelle supérieure, ce qui m'a paru dépendre des différents endroits du limaçon : dans quelques préparations il occupait presque toute la largeur de la lame spirale osseuse, qui, du reste, est très-courte chez le chat ; dans d'autres préparations il était moins long (par exemple, fig. 2, 9).

Dans des embryons de cochon, enfin, j'ai vu la lamelle supérieure de la lame spirale osseuse composée en plusieurs endroits de deux ou trois couches superposées, parfaitement séparées l'une de l'autre par des fentes très-fines.

Tissu des lamelles.

Pour ce qui est du tissu des deux lamelles, elles offrent à leur origine les caractères du tissu osseux ordinaire, mais lorsqu'on s'écarte un peu de l'axe (excessivement peu chez l'homme), on trouve un tissu tout à fait différent d'aspect, quoique analogue à celui-ci par sa composition chimique. Les lamelles, devenues très-minces, n'y montrent plus de corpuscules d'os ; par contre, elles y sont percées d'une foule innombrable de trous, ronds, ovalés ou irréguliers, qui les font ressembler à des réseaux grossiers et leur communiquent une fragilité telle, qu'à la moindre pression ces petites plaques éclatent en mille morceaux. Je n'ai trouvé d'exception à cette règle que chez le chien et le chat (fig. 2) : ici les corpuscules osseux règnent jusqu'à la terminaison presque des plaques, mais à la fin je n'ai plus vu aux cellules l'aspect étoilé qui caractérise les corpuscules osseux.

Le bord libre est déchiqueté ; chez l'homme, il y a là de grosses dentelures, garnies de petites pointes chacune.

Le tissu réfracte fortement la lumière.

§ 5. — **Le nerf cochléen dans la lame spirale osseuse.**

Sorties du ganglion spiral, les fibres nerveuses prennent tout à fait une direction faisant angle droit avec celle qu'elles suivaient pendant leur trajet dans l'axe du limaçon (fig. 2, 4 et 20).

Elles traversent une cloison percée d'une série de trous (*ib.* 33), qui sépare le canal spiral de la cavité que renferment les deux lamelles osseuses (*ib.* 20). Il est facile de s'assurer de cet état de choses en comparant une série de coupes faites, l'une après l'autre, sur une même lame spirale : tantôt on voit une bride osseuse unissant ces deux plaques à leur commencement, tantôt on n'en voit pas (fig. 2), ce qui prouve qu'il y a là alternativement de la substance osseuse et des ouvertures par lesquelles passent les filets nerveux. On s'assure d'ailleurs de ce fait sur des coupes longitudinales, ou sur des coupes radiales épaisses. En examinant celles-ci, on hausse et baisse alternativement le foyer du microscope, et l'on passe ainsi en revue toutes les couches d'une de ces coupes l'une après l'autre.

En sortant du ganglion spiral, les fibres nerveuses se rejoignent en faisceaux. Ceux-ci se divisent bientôt de plus en plus et forment ainsi, en atteignant le commencement de la lame basilaire, une série de languettes pointues assez étroites (fig. 7, B. 5). Pendant ce parcours il arrive souvent que des faisceaux se détachent et se joignent à d'autres qu'ils grossissent de cette manière; mais le résultat final reste toujours le même : les dernières ramifications ont partout une largeur à peu près égale, correspondant à la distance entre un des petits trous nerveux et son voisin. Ici les fibres nerveuses semblent se terminer toutes sur une même ligne (fig. 7, 6) ; elles le semblent, dis-je, car nous verrons plus tard qu'en réalité elles ne s'y terminent pas.

Fibres à parcours longitudinal. — M. Bœttcher a découvert que quelques faisceaux du nerf cochléen suivent une voie différente de celle que nous venons de décrire, en ce sens qu'ils se recourbent latéralement et continuent dans le sens longitudinal, suivant de cette façon une direction parallèle à celle du bord de la lame spirale. Il dit à ce sujet (*Archives de Virchow*, vol. XVII, page 250) : « On les trouve (ces faisceaux déviés) déjà avant la bandelette ganglionnaire; cela provient de ce que les fibres venant de l'axe ne vont pas toutes directement vers la périphérie, pour entrer dans cette bandelette, mais qu'une partie d'elles, se recourbant en arc, cheminent dans une direction parallèle à celle de la bandelette; des faisceaux semblables (seulement plus larges la plupart du temps) naissent sur le bord extérieur de la bandelette, une partie des fibres qui en sortent se tournant de même à droite et à gauche pour continuer en sens longitudinal. La même chose se répète plus loin vers la périphérie, mais ici, les faisceaux qui croisent les fibres droites de la manière indiquée sont beaucoup plus étroits. Je répète qu'ils se trouvent ici non-seulement placés au-dessous ou au-dessus de celles-ci, mais qu'ils sont véritablement entrelacés (*intertexti*) avec elles. Il ne me paraît pas invraisemblable que ces fibres spirales se retournent tôt ou tard vers le bord libre de la lame spirale osseuse, pour entrer dans le canal cochléen à travers les ouvertures de la *habenula perforata*, de concert avec le reste des fibres nerveuses. Il s'ensuivrait que les fibres n'iraient pas toutes à la lame spirale membraneuse, à la hauteur où elles ont quitté l'axe, mais qu'une partie d'elles y arriveraient plus tard, loin du tour du limaçon où elles commençaient à tendre vers la périphérie. »

Les auteurs qui ont parlé de ces faisceaux après M. Bœttcher, n'ont fait que répéter les données qu'a émises cet auteur. On trouve facilement avant et après la zone ganglionnaire des fibres qui dévient et prennent une direction longitudinale, mais personne n'a pu dire ce que deviennent finalement ces singulières fibres nerveuses à parcours longitudinal. Le hasard m'a fait trouver, dans une préparation prise sur un lapin âgé de six jours, près de la bande sillonnée, une bandelette de fibres nerveuses, laquelle arrivait vers la périphérie en sens longitudinal, par conséquent en croisant les autres faisceaux. Elle se recourbait ensuite à peu de distance de la lame spirale molle, de façon à entrer en sens radial entre deux autres bandes à parcours ordinaire. Ses fibres se terminaient ensuite comme les autres fibres nerveuses, c'est-à-dire en perçant la lame spirale molle, pour entrer dans la rampe vestibulaire. J'avoue que je n'ai pas pu suivre très-loin vers l'axe le parcours de cette bandelette, la lame spirale osseuse ayant été brisée plus en dedans par la préparation. Je ne communique donc cette observation que sous quelques réserves, me proposant de la contrôler par des recherches ultérieures sur des lames spirales traitées par l'acide chlorhydrique, dont l'usage permet d'embrasser d'un coup d'œil les masses nerveuses depuis leur entrée dans le ganglion spiral jusqu'à leur passage dans la rampe vestibulaire, et d'en étudier les ramifications multiples et compliquées.

Dans les tours du limaçon où les lamelles osseuses n'atteignent plus la lame basilaire, ce dont la figure 2 représente un spécimen, les fibres nerveuses (fig. 2, 20) sont recouvertes en haut par la lèvre tympanique (*ib.* 17), et en bas par un tissu fibro-celluleux (*ib.* 21).

Des coupes nous montrent les faisceaux nerveux cheminant entre les deux lamelles osseuses, dont ils semblent remplir exactement l'intervalle. En examinant des préparations où le nerf est déchiré en morceaux, on constate qu'outre les filets nerveux il y a ici un certain nombre de fibres et de fibro-cellules de nature non nerveuse.

Vers la lame spirale molle, la disposition des parties change. A proximité du canalicule nerveux (fig. 2, 19), le faisceau nerveux se resserre et est entouré d'une gaîne formée par un tissu (fig. 6, 3) composé de fibres minces et de quelques corpuscules granulés. Plus ce tissu augmente d'épaisseur, et plus la coupe du nerf se présente mince. Enfin les fibres nerveuses passent à travers la lame basilaire, et le tissu que je viens de décrire, ferme, vers l'extérieur, l'intervalle dans lequel cheminent les nerfs, en s'appliquant à la lame basilaire.

En s'approchant du canalicule, ce tissu envoie en haut des prolongements (fig. 5, 18) qui séparent les faisceaux nerveux et s'unissent à des formations fibreuses analogues, qui partent, les unes de la surface inférieure du commencement de la lèvre tympanique de la bandelette sillonnée (*ib.* 5, 17), les autres, plus en dedans, de certaines fibres du périoste que nous étudierons plus tard. Souvent il y a formation de ronds et d'anses (*ib.* 18), où les fibres parties d'en haut et celles parties d'en bas se rencontrent.

Finalement, le tout s'insère à la lame basilaire (fig. 2).

Dans la partie inférieure du limaçon, où les plaques osseuses vont jusqu'à la lame basilaire, le nerf est partout recouvert par celles-ci, et ne reçoit pas par conséquent de fibres des parties molles telles que la lèvre tympanique.

Nous parlerons de la manière dont les filets nerveux opèrent leur passage à travers la lame basilaire, lorsque nous traiterons des canalicules de celle-ci.

§ 6. — Le périoste de la lame spirale osseuse.

Nous trouvons dans le travail de M. Corti les données suivantes concernant le périoste de la lame spirale osseuse : « La lame spirale osseuse est tapissée à ses deux surfaces par un périoste très-mince. Entre ce périoste et la lame osseuse on trouve souvent des cellules de pigment brun semblables à celles qui tapissent la surface externe de la membrane choroïde de l'œil, et en même temps aussi de petites masses de pigment amorphe (*loc. cit.*, p. 114)... La surface libre du périoste de la lame spirale est tapissée par une couche très-délicate d'épithélium, qui est exactement égal à celui qui se trouve sur la surface interne de la paroi antérieure de la capsule du cristallin, etc. »

M. Hensen, très-bon observateur, nie cet épithélium. Pour ce qui est du périoste lui-même, il dit : « On prépare facilement le périoste du limaçon, surtout celui de la moitié centrale des rampes. Mais on ne peut plus isoler ni de la lame spirale, ni de la membrane de Reissner, ni du ligament spiral, cette membrane dont l'épaisseur n'est que de 0,009 millimètres, et souvent de moins. Des coupes fines montrent cependant que ces parties aussi sont limitées par une couche mince analogue. »

Mes recherches ne confirment qu'en partie les données de ces observateurs. Voici ce qu'elles m'ont appris. Chez l'homme, le périoste passe de la paroi de l'axe qui borne à l'intérieur la rampe vestibulaire, sur la lamelle supérieure de la lame spirale osseuse. Il continue (fig. 5) jusqu'à proximité du point d'origine de la membrane de Reissner (fig. 5, 7), mais avant d'y arriver, il commence à s'élever en pente douce (fig. 5, 6) à sa surface supérieure, et forme ensuite une partie, dont nous allons aborder bientôt la description, la bande sillonnée (fig. 2, 14 ; fig. 5).

Il en est autrement du côté de la lamelle inférieure, et c'est ici que je me trouve en contradiction avec mes prédécesseurs. Provenant de même qu'en haut de l'axe, le périoste passe bien aussi sous la lamelle osseuse (fig. 2, 26), mais il devient très-mince tout de suite, si bien qu'à peu de distance du noyau il cesse d'exister (fig. 5, 2), selon mes observations, et que la plus grande partie de la surface inférieure de la lamelle inférieure se trouve ainsi dépourvue tout à fait d'enduit périostal. Il n'y a que çà et là de petits flocons d'une substance indéfinissable, et encore manquent-ils dans la grande majorité des préparations. Dans quelques endroits cependant, où la lamelle inférieure se recourbe un peu en haut à son extrémité externe, le tissu qui recouvre les fibres nerveuses (fig. 5) se continue un peu sous cette lamelle.

Ce que je viens d'énoncer se rapporte à des coupes obtenues avec le plus grand soin, et sur des pièces renfermées dans de la gomme avec bien des précautions.

D'autres résultats se présentent chez différents animaux : ainsi la surface inférieure de la lamelle inférieure du cochon offre un périoste bien accusé qui devient même plus épais vers la lame basilaire, et le chat m'a offert (fig. 2) des rapports à peu près analogues. Le limaçon du lapin, au contraire, se rapproche du type que j'ai constaté dans le limaçon de l'homme.

Le périoste représente, chez l'embryon (fig. 5, 6), un *tissu* de fibres entrecroisées en tous sens, mais où la direction radiale prédomine. Les mailles que forment ces fibres contiennent des cellules pourvues de noyaux (*ib.* 23). A mesure que l'animal se développe, le tissu devient plus mince. Chez l'adulte il se compose de fibres formant un réseau de mailles parsemé de noyaux et de cellules de pigment.

Le périoste ne porte pas d'épithélium.

Il est riche en vaisseaux sanguins, mais dépourvu de nerfs.

CHAPITRE IV.

LA ZONE MOLLE DE LA LAME SPIRALE.

§ 1. — **Dispositions générales.**

On sait, grâce aux travaux de MM. Huschke et Reissner, que la *lamina spiralis membranacea* (zone molle, *zona Valsalvæ*) n'est pas une simple membrane, mais un canal existant non-seulement dans l'état embryonnaire, mais durant toute la vie de l'individu (voyez la description dans mon article cité plus haut). J'ai prouvé qu'au lieu d'un, il y a ici deux canaux bien limités. Je passe sous silence ici l'un de ces canaux pour ne m'occuper que de l'autre (*ib.* 2), que j'appelle *canal de la lame spirale*.

Ce canal nous présente un *contenant* et un *contenu*. Le *contenu* consiste en l'organe de Corti (fig. 1, 10) et différentes espèces de cellules et de fibres.

Du *contenant*, c'est-à-dire des parois du canal que nous avons énumérées page 10, nous considérons ici la lame basilaire (fig. 1, 6; fig. 2, 18 et 24), membrane très-résistante qui porte l'organe de Corti et ses annexes, et relie entre elles les parties osseuses qui constituent pour ainsi dire le squelette du tube cochléen, à savoir, la lame spirale osseuse (fig. 2, 2 et 3) et la paroi osseuse externe (fig. 2, B).

La lame basilaire adhère aux deux parties osseuses dont nous venons de parler par *deux épanouissements* de forme et grandeur différentes. Elle s'attache à la lame osseuse par une bande plate, la *bandelette sillonnée* (*ib.* 14) *avec sa lèvre tympanique* (*ib.* 17), et à la paroi externe du tube cochléen par une partie beaucoup plus considérable : le *ligament spiral* (*ib.* 24).

On peut regarder cette membrane comme la lame spirale réduite à sa plus simple expression.

§ 2. — **La bandelette sillonnée**.

(*Zona choriacea*, Scarpa. *Zona mediana*, zone moyenne, Breschet. *Zona cartilaginea*, Krause. *Zone mi-transparente*, Hannover. *Inner clear belt* ou (en partie) *denticulate lamina*, Todd and Bowman.)

a. *Emplacement.*

La bandelette sillonnée (fig. 1, 3 ; 2, 14 ; 5) est la partie des formations molles qui relie celles-ci à la lame spirale osseuse.

La position de la bandelette, eu égard à celle-ci, n'est pas la même dans tous les endroits du limaçon, mais elle change continuellement dans toute l'étendue du tube cochléen ; tandis que vers la base du limaçon les lamelles osseuses s'avancent jusqu'à la lame basilaire et portent à elles seules la bandelette, elles se dérobent pour ainsi dire sous celle-ci de plus en plus, en ce sens qu'elles se retirent vers l'axe à mesure qu'on monte vers le sommet du limaçon. Ainsi le deuxième tour (fig. 5) nous présente le rapport suivant : Il n'y a que la moitié intérieure de la bandelette sillonnée qui repose encore sur la lamelle osseuse supérieure ; la moitié extérieure de celle-là touche directement au stratum nerveux (*ib.* 5). Dans la coupole, enfin, la bande ne touche plus du tout aux parties osseuses, mais confine dans toute sa largeur aux fibres du nerf cochléen.

Dans tous les tours du limaçon, la membrane de Reissner (fig. 5, 7) part du bord interne de la bande.

Le bord externe se continue en bas dans la lèvre tympanique (*ib*, 15).

b. *Forme.*

Pour ce qui est de la conformation générale de la bandelette, c'est une plaque en général plus haute vers son bord externe que vers son bord interne, et terminée vers le premier par une espèce de marche, creusée d'un sillon longitudinal (*sulcus seu semicanalis spiralis*), que j'appellerai le *sillon spiral interne* (*ib.* 16).

Cette cannelure possède deux lèvres, l'une en haut, l'autre en bas. La *lèvre supérieure* (*ib.* 11, *labium vestibulare* de Huschke; *lèvre vestibulaire*) forme une espèce de côte proéminente (un bec sur la coupe) se terminant en arête assez vive douée de certaines dents. (Vue de face fig. 7, 3; on y voit une ligne foncée (fig. 7, 4) qui indique la limite interne de l'excavation qui forme le sillon, et qu'on entrevoit vaguement accusée à travers les dents épaisses.)

La *lèvre inférieure* (fig. 5, 15), *labium tympanicum*, *lèvre tympanique*, se continue dans la lame basilaire.

La forme de la bande varie selon la région du limaçon, selon les différentes espèces d'animaux et selon des différents degrés de développement.

1° *Elle varie selon la région du limaçon.* Plus on monte vers le sommet, et plus elle perd en longueur et en largeur. Vers la terminaison supérieure de la lame spirale (*Hamulus*), enfin, elle devient tout à fait rudimentaire, en ce sens qu'une excision courbe, à convexité extérieure, retranche de sa terminaison (*Hamulus cartilagineus*, Huschke) de plus en plus de substance de dedans en dehors. Il vient s'y ajouter une perte de substance progressive par en haut, et rognée ainsi de deux côtés à la fois, la bandelette ne consiste bientôt qu'en quelques dents quasi atrophiées, et finalement en une pointe fine.

Les dents finissent un peu avant de rencontrer une ligne partant de l'axe en sens radial, et touchant l'extrémité de l'expansion nerveuse également constituée en pointe courbée.

2° On trouve à la bande des formes différentes, selon que l'on examine un *limaçon humain*, ou pris sur *différentes espèces d'animaux.* Je trouve que celle de l'homme diffère de celles de tous les animaux que j'ai pu examiner. Chez ceux-ci la bandelette monte assez brusquement de dedans en dehors, et se recourbe à sa terminaison extérieure en bas d'une manière très-prononcée, de sorte que sa face supérieure est bombée. La lèvre vestibulaire chez le cochon forme un vrai crochet (fig. 4, 10) ; celle des autres animaux lui ressemble, mais le degré de courbure est moins grand, la pointe moins fine chez ceux que j'ai examinés.

Chez l'homme, la bande est beaucoup plus plate. Pour la former, le périoste monte un peu (fig. 5, 6, 7), mais elle-même continue en plan presque droit. Il n'y a qu'un peu de convexité vers le milieu.

3° Il y a en outre, d'après mes observations, des différences de forme dans *différentes époques du développement*, soit dans la vie embryonnaire, soit après la naissance. Ainsi chez le cochon, où j'ai pu examiner cette zone à plusieurs époques de la vie intra-utérine, elle ne forme d'abord qu'un simple angle obtus émergeant du tissu de la lame spirale, puis cet angle devient de plus en plus aigu (fig. 3), la zone s'allonge petit à petit, et enfin la pointe qu'il forme se recourbe en bas en véritable crochet (fig. 4); d'angulaire qu'elle était, la zone est devenue courbe, car non-seulement l'angle externe (*ib.* 10) s'est changé en crochet, mais en outre l'angle interne (fig. 3, 4) s'est complétement arrondi (fig. 4, 4).

Chez l'homme, je n'ai pu observer ces rapports que dans trois époques de la vie embryonnaire et dans deux après la naissance (enfant nouveau-né et homme adulte), mais dans ces degrés de développement j'ai pu constater que, outre les changements généraux d'élévation et de largeur en rapport avec la croissance de l'individu entier, la conformation même ne change pas d'une manière notable.

c. *Structure.*

Il est très-avantageux d'étudier d'abord sur des embryons la structure de cette bande, dont l'exploration offre de grandes difficultés. On arrive le plus facilement à une connaissance exacte des parties que l'animal développé nous présente, en poursuivant la manière dont les éléments de l'embryon, faciles à reconnaître, se compliquent peu à peu.

A une époque très-reculée de la vie intra-utérine, le tube

cochléen consiste en un simple canal creusé dans la masse de *tissu conjonctif*, qui remplit alors la conque cartilagineuse du limaçon. A l'intérieur, ce canal est tapissé par un *épithélium* (Kölliker), mince en haut et en dehors, très-épais du côté de l'axe (à l'intérieur) et en bas, sur la partie qui formera plus tard la lame basilaire.

Peu à peu la partie du tissu conjonctif qui se trouve en bas du côté de l'axe, et qui sera plus tard le périoste de la lamelle osseuse supérieure, pousse un petit angle qui fait saillie dans la cavité du canal cochléen, et soulève l'épithélium épais de cette région. Nous avons vu tout à l'heure de quelle manière cette pointe grandit. Tout en grandissant, elle reste toujours revêtue d'épithélium épais de deux côtés, supérieur et extérieur. Enfin cet enduit épithélial (fig. 3, 3; 4, 3) se transforme en une masse hyaline qui représente plus tard la couche supérieure de la bandelette sillonnée, et dont les parties extérieures forment les dents de la lèvre vestibulaire de la bande. Il y a là chez l'embryon des cellules cylindriques plantées en sens oblique de façon à se pencher du côté du dehors (fig. 3, 6).

Le tissu conjonctif porte toujours la couche épithéliale, plus tard hyaline.

Voici maintenant ce que des coupes d'*un embryon humain* du cinquième mois m'ont fait voir (fig. 5).

Arrivée à peu de distance (*ib.* 6) de la place où surgit la membrane de Reissner (*ib.* 12), la couche conjonctive, devenue le périoste de la lamelle osseuse supérieure (*ib.* 1), commence à s'épaissir, en ce sens que la face supérieure monte en pente douce jusqu'au point d'insertion de la membrane de Reissner. A partir de cet endroit, le périoste forme la partie inférieure de la bande sillonnée, mais d'une manière particulière qui a échappé jusqu'ici à l'attention des savants.

Il continue vers l'extérieur en se divisant, d'après mes recherches, en trois couches d'épaisseurs inégales :

1° La *couche supérieure* (*ib.* 12), très-mince, se détache tout de suite du reste de la masse périostale pour former la membrane de Reissner (*ib.* 7).

Je saisis cette occasion pour citer une remarque de M. Hensen, qui dit : « Le périoste passe sur la membrane de Reissner à ses deux points d'insertion ». Je crois qu'il aurait fallu dire : « La couche supérieure du périoste continue *en formant* la membrane de Reissner, membrane qui n'offre en outre qu'une couche d'épithélium pavimenteux ».

2° *La couche moyenne*, la plus épaisse (*ib.* 13), entre dans la zone sillonnée et la compose en grande partie. Ses fibres, qu'on y poursuit facilement à cette époque, y forment un réseau de mailles (*ib.* 13) contenant des cellules (*ib.* 20) très-difficiles à isoler alors. Ce tissu, qui occupe presque toute la hauteur de la zone au commencement de celle-ci (*ib.* 8), diminue d'épaisseur à mesure qu'il avance, parce que ses fibres se perdent peu à peu dans le tissu de la bandelette, d'abord les supérieures, et ainsi de suite.

3° *La couche inférieure* (*ib.* 14) est plus mince que la moyenne, mais plus épaisse que la supérieure. Ses fibres cheminent dans la direction horizontale droite que toutes les fibres avaient dans le périoste avant que celui-ci passât dans la zone sillonnée.

Dans les tours inférieurs, cette couche confine à la lamelle supérieure osseuse ; dans les tours supérieurs, elle repose dans une étendue de plus en plus considérable sur le stratum nerveux même, et lui envoie des fibres (*ib.* 14) qui se joignent à celles que j'ai décrites page 23, souvent en y formant des anses (*ib.* 18).

Elle se termine en dehors en se fusionnant avec les fibrilles (*ib.* 17), dans lesquelles se résout la lèvre tympanique (*ib.* 15) à la hauteur du sillon spiral interne (*ib.* 16).

Nous avons vu que la couche périostale moyenne (*ib.* 13), qui entre pour beaucoup dans la formation de la bandelette sillonnée, diminue de hauteur de dedans en dehors. Pour que cette bande présente cependant la même hauteur d'arrière en avant, il faut qu'un autre élément vienne se superposer aux éléments périostaux (fig. 4, 8). Cet élément, qui augmente d'épaisseur de dedans en dehors, c'est la *couche épithéliale* (fig. 4, 9).

Dans l'époque que nous étudions pour le moment, la structure épithéliale de cette couche n'est déjà plus que peu marquée. Il y a là au contraire une masse hyaline avec quelques dessins striés ou grenus, et dont la surface supérieure porte des saillies et des fossettes alternantes, comme nous le verrons plus tard. Ces saillies se présentent sur la coupe sous forme de dentelures carrées ou arrondies (fig. 5, 10), les fossettes sous forme d'incisions (*ib.* 22) dans lesquelles on voit certains corpuscules (*ib.* 21).

En augmentant d'épaisseur vers l'extérieur, cette substance finit par occuper à elle seule toute la hauteur de la bande, et par former les dents (*ib.* 11) et la paroi du sillon spiral interne (*ib.* 16).

Passons maintenant à ce que nous présentent l'*homme* et les *animaux après leur naissance.*

Des *vues d'en haut* (fig. 7) nous montrent la zone sillonnée couverte d'une foule de saillies ou bourrelets, petits d'abord, à partir du dedans, irréguliers (*ib.* 1, A), et séparés par des fossettes irrégulières. Puis les saillies s'allongent et grandissent à mesure que l'on s'approche du bord externe.

On trouve donc vers l'intérieur, là où la membrane de Reissner clôt cette partie singulière, un ensemble de bourrelets et de fossettes difficile à démêler ; mais vers l'extérieur il y a des côtes (*ib.* 1, *a*) rangées l'une à côté de l'autre en sens radial, et séparées par des fossettes qui suivent la même direction (*ib.* 4).

Au bord même enfin (*ib.* 3), l'organe montre une masse hyaline creusée de fentes, prolongements des fossettes.

Nous avons déjà trouvé ces saillies et fossettes chez l'embryon humain de cinq mois (voy. la coupe fig. 5).

On a l'habitude de représenter le bord externe comme partagé en une série de dents (*dents de la première rangée* de Corti) isolées, faisant saillie séparément chacune dans l'espace de la rampe vestibulaire.

D'après mes recherches, cette loi est loin d'être générale. En comparant avec soin différentes espèces d'animaux, j'y ai trouvé des différences assez notables.

Chez le *chien* (fig. 7), ces fentes ne traversent pas tout à fait la masse homogène du bord (*ib.* 3), et il en est de même chez le *cochon d'Inde*, le *lapin* et le *chat*, enfin chez tous les animaux que j'ai eu occasion d'examiner. Le bord libre y est toujours uni et ne forme qu'une seule masse cohérente, sillonnée, il est vrai, par des fentes superficielles qui peuvent faire croire que la masse est réellement divisée de part en part.

Chez l'*homme*, il en est autrement : ici ce sont de véritables dents, c'est-à-dire des saillies n'adhérant que d'une seule face à la substance qui les porte (vue de profil, fig. 5, 11), et parfaitement dégagées sur toutes les autres. Les fentes qui n'étaient que superficielles chez les animaux, traversent ici la surface de part en part. Mais même chez l'homme l'isolement de ces dents s'étend, d'après ce que j'ai vu, moins avant dans la substance de la bande qu'on ne le pense.

Les *fossettes* qui séparent les saillies l'une de l'autre sont remplies de certains *corpuscules* (fig. 7, 2), petits globules réfractant fortement la lumière.

Vers le bord interne de la zone, où les fossettes et les saillies sont petites et irrégulières (fig. 7, 1), ces corpuscules se trouvent disséminés sans ordre, mais à l'extérieur on les voit, enfilés l'un derrière l'autre, remplir les fossettes radiales de cette région.

Je trouve que la zone *de l'homme* diffère encore de celle des animaux en ce point : La manière régulière dont ces fossettes et ces saillies sont groupées, règne dans une grande partie de la bandelette chez ces animaux, mais il n'y a que l'extrême bordure chez l'homme qui montre les saillies et les fossettes, par conséquent aussi les corpuscules, arrangés en sens radial. Tout le reste ne présente chez l'homme qu'un ensemble confus de cônes, de verrues, de bourrelets de toute forme, le tout parsemé de ces corpuscules.

Plusieurs de mes préparations de l'homme manquaient de l'éclat particulier qui distingue les dents et les côtes des animaux, de même que de la couleur particulière que la zone prend sous l'influence de l'acide chromique ; dans d'autres préparations ces deux particularités existaient, mais toujours à un degré moindre que chez les animaux.

Pour ce qui est de la *structure que la bandelette sillonnée offre chez les animaux après leur naissance*, ce sujet, très-difficile à pénétrer, est considérablement élucidé par l'étude préalable de la même partie chez l'embryon, étude que nous avons faite plus haut.

M. Deiters consacre à cette matière un chapitre très-étendu, que nous résumerons comme il suit : « Il y a dans cette bande, d'abord pour base une substance hyaline, qui prend facilement un aspect de texture fibreuse. Cette apparence provient de ce que cette substance se fendille facilement sous l'influence d'une pression comme on en exerce souvent pendant la dissection des parties. De véritables fibrilles n'existent que chez des sujets âgés.

» Cette substance plus ou moins hyaline renferme toujours des cellules munies de plusieurs prolongements chacune. La zone est dépourvue de vaisseaux sanguins. »

D'après M. Kölliker, c'est un tissu conjonctif compacte et assez homogène, mais strié, offrant çà et là des corpuscules étoilés et en outre quelques capillaires.

Quant à moi, je trouve que d'abord chez les mammifères, après leur naissance, la limite entre les deux substances que l'embryogénie nous y a fait distinguer est moins marquée qu'à l'état embryonnaire. La texture fibreuse des couches périostales qui entrent dans la formation de la zone est à peine à constater alors. Le tout représente une masse à peu près homogène qui renferme les cellules (que montre déjà l'embryon de fig. 4, 8), munies de prolongements et placées dans tous les sens, excepté vers les bords, où leurs axes longitudinaux suivent la direction de ceux-là. Les faces supérieure et externe sont dépourvues de ces cellules. La face supérieure montre les saillies et les bourrelets que nous connaissons, et au fond des fossettes qui les séparent, se trouvent les corpuscules, que j'y trouve moins gros que nous ne les avons vus chez les embryons.

La zone sillonnée de l'homme diffère, d'après mes observations, de celle des animaux, en ce qu'elle garde pour toujours l'aspect fibrilleux dont nous avons parlé plus haut, et que la séparation des deux couches y reste assez marquée; si bien que j'ai réussi, par une pression exercée sur une coupe prise chez un enfant nouveau-né, à séparer complétement et nettement les deux zones l'une de l'autre.

La *nature des corpuscules* est l'objet d'une controverse entre les meilleurs observateurs qui se soient occupés de ces objets.

M. Corti les regarde comme des noyaux, M. Kölliker comme des cellules, qui, soumises à l'action de l'acide acétique, présenteraient des noyaux.

M. Deiters dit : « Non-seulement l'acide acétique y fait voir des noyaux, mais de bonnes pièces démontrent clairement que ce sont des éléments cellulaires. Ils ont des noyaux arrondis contenant chacun un nucleolus très-petit. La membrane de la cellule serre de près le noyau, et échappe à cause de cela facilement à l'observation. Les cellules envoient des prolongements qui joignent les cellules l'une à l'autre, et se trouvent en avant et en arrière des cellules : il est resté douteux pour moi s'il en existe aussi sur les côtés.

» Lorsque ces cellules, assez grandes du reste, ne sont plus conservées, il existe encore, dans les fossettes, un réseau de fibres anastomosées entre elles, et d'éléments fusiformes d'une grosseur moindre : ces fibres se perdent en arrière dans le périoste. Il paraît donc qu'il faut distinguer deux espèces de tissus dans ces petites fossettes : l'un formé par les éléments plus grands que l'on connaît, et un autre réseau de tissu conjonctif à fibres plus fines, dans lesquelles ceux-ci se trouvent logés. » (*Loc. cit.*, page 20.)

Pour ce qui est du résultat de mes propres recherches, je me vois forcé aussi de me prononcer en faveur de la nature cellulaire de ces corpuscules ; je n'ai qu'une chose à ajouter aux données émises par ces anatomistes, c'est que j'ai vu ces corpuscules (fig. 5, 21) envoyer des prolongements aussi en haut, entre les saillies où ils se trouvent placés.

Dans quelques préparations que j'ai obtenues du limaçon de l'homme, ces corpuscules faisaient complétement défaut.

La *substance hyaline de la zone* est remarquable par l'énergique résistance qu'elle oppose aux agents chimiques les plus efficaces, tels que les acides minéraux et les alcalis caustiques.

On l'a comparée à la chitine.

Les avis sont partagés, à ce que nous avons vu, sur la question de savoir si la zone sillonnée possède ou non des *vaisseaux sanguins*. Mes observations m'ont démontré qu'il faut la résoudre d'une manière affirmative pour ce qui est des animaux. J'ai trouvé des vaisseaux capillaires dans la bande sillonnée des embryons (fig. 4, 9) et des animaux adultes, par exemple chez un lapin où j'avais injecté les vaisseaux avec du bleu de Prusse soluble. La substance des saillies et des dents ne m'a jamais présenté de vaisseaux.

La bande sillonnée de l'homme est dépourvue de vaisseaux.

§ 3. — La lèvre tympanique de la bandelette sillonnée.

(*Habenula perforata*, Deiters.)

La lèvre inférieure ou tympanique de la bandelette sillonnée (fig. 1, 15; 5, 15; 7, C; 2, 17), *labium tympanicum habenulæ sulcatæ*, dépasse de beaucoup en longueur la lèvre supérieure ou vestibulaire.

Chez l'homme, la substance hyaline qui borde le sillon spiral (fig. 5, 16) interne reçoit, vers son bout inférieur, le faisceau de fibres dont nous avons parlé (page 24), et dont les éléments s'insèrent le long de cette partie. Elle reçoit en outre quelques fibres qui proviennent des environs du sillon spiral, et convergent sous forme d'un éventail vers la lèvre tympanique, puis elle se courbe tout à fait vers le dehors et continue en formant la lèvre tympanique, plaque hyaline qui se réunit à son tour à la lame basilaire.

On peut aussi bien représenter les choses de la manière inverse, c'est-à-dire en commençant par le bout extérieur. On dirait alors que la lèvre tympanique se résout, avant de se recourber en haut, dans les fibres, qui forment la couche inférieure de la bande sillonnée, et quelques autres qui rayonnent sous forme d'éventail dans les environs du sillon spiral interne.

Du bord inférieur de la lèvre tympanique partent des fibres (fig. 6, 2; 4, 13) qui entrent dans le nerf, et y rencontrent les fibres parties du tissu (fig. 4, 14) sous-nerveux, rapport que nous avons exposé page 17.

En cheminant vers la bande basilaire, la lèvre tympanique conserve à peu près la même épaisseur, mais arrivée au point où elle se continue comme lame basilaire, elle s'amincit (fig. 6, 12), en ce sens que la surface supérieure descend en pente pour se rapprocher de la face inférieure. Cet endroit, qui est remarquable en outre par les canalicules (*ib.* 5) qui donnent passage aux fibres nerveuses, me sert pour tracer le point de séparation de la lèvre tympanique (fig. 2, 19) d'avec la zone lisse de la lame basilaire (*ib.* 18).

La *substance de la lèvre tympanique* est parfaitement homogène, et offre une grande résistance aux acides et aux alcalis.

En examinant une bonne préparation, on remarque que la lèvre tympanique est recouverte d'un amas de cellules, les cellules de Claudius. Puis vient l'organe de Corti et la série de cellules et de fibres qui l'accompagnent. Nous négligeons ici tout cet ensemble de formations (supprimé aussi dans la fig. 2) dont la description fera suite au présent mémoire, et ne traitons pour le moment que ce qui appartient à la lèvre tympanique elle-même.

Chez l'homme, embryon et adulte, on trouve sur des coupes la face supérieure de la lèvre tympanique garnie de dentelures excessivement fines, occupant le tiers inférieur du sillon spiral et le commencement de la lèvre (fig. 5, 24).

Chez quelques animaux, surtout le cochon d'Inde, je trouve cette partie couverte de stries longitudinales faiblement accusées et assez clair-semées. Je ne suis pas sûr si elles se trouvent chez l'homme ; j'ai cru les y apercevoir quelquefois.

Passons maintenant à ce qui se trouve sur la face inférieure de la lèvre tympanique : nous y avons vu cheminer les fibres du nerf cochléen, en formant des faisceaux de plus en plus minces. Ceux-ci se tournent petit à petit vers la rampe vestibulaire et passent finalement à travers les canalicules nerveux (fig. 2, 19 ; 6, 5). Sur des vues de face, on voit également les faisceaux nerveux (fig. 7, 5) s'amincir, et aboutir chacun à un de ces petits pertuis (fig. 7, 6).

Le tout est borné au dehors, comme nous l'avons vu, par la couche qui, après avoir recouvert les nerfs jusque-là, s'applique maintenant à la lame basilaire après le passage des filets nerveux.

§ 4. — **Les canalicules nerveux.**

M. Kölliker a le grand mérite d'avoir prouvé que les fibres du nerf cochléen ne se terminent pas dans la rampe tympanique, mais perforent la lèvre tympanique pour aller se répandre dans la rampe vestibulaire. M. Max Schultze a découvert depuis qu'elles s'y continuent sous forme de fibrilles variqueuses excessivement fines.

Les canalicules (fig. 6, 5) creusés dans la substance hyaline de la lèvre tympanique (*ib.* 1), sont disposés dans une direction oblique de bas en haut et d'arrière en avant.

M. Henle affirme que ce sont des fentes qui, en montant, se rétrécissent de façon à ne former en haut qu'un petit cylindre. Il est arrivé à ce résultat en comparant entre elles les images qu'une même vue de face donne successivement, à mesure qu'on déplace le foyer du microscope en haut et en bas. Je ne me suis pas contenté de cette manière d'examiner, mais j'ai eu recours en outre à un moyen plus sûr, à l'examen de coupes minces que j'avais confectionnées d'après ma méthode. Aussi mes résultats sont-ils différents. Chaque canalicule nerveux forme un pertuis que l'on peut se figurer comme composé de deux entonnoirs ou cônes tronqués, dont on aurait uni les sommets. La base du cône supérieur est allongée et forme en haut la fente que tous les auteurs ont représentée dans leurs dessins. Elle se trouve bien réellement en haut et n'y est pas remplacée par un trou rond comme le veut M. Henle. La paroi postérieure de ce cône supérieur (*ib.* 10) est taillée à pic, tandis que la paroi antérieure (*ib.* 11) offre une pente très-douce, et passe insensiblement dans la face supérieure de la lèvre tympanique (*ib.* 12) qui, en cet endroit, forme justement la pente dont nous avons parlé (page 29).

Le *cône inférieur* ne présente rien de remarquable, excepté sa *terminaison inférieure, à laquelle j'ai trouvé une disposition encore inconnue*. Le canal nerveux est, d'après mes observations, loin de se borner à la lèvre tympanique, comme on le croit, mais il se continue (*ib.* 6) encore après avoir formé le pertuis de la substance hyaline que l'on sait. Comme le montre la figure 6, sa paroi antérieure y est prolongée par une pellicule extrêmement mince (*ib.* 7), s'étendant de la lame basilaire vers le tissu (*ib.* 3) qui recouvre les nerfs en bas et en avant. La paroi postérieure (*ib.* 8) offre le même aspect que celle-ci. Le canal conserve à peu près la direction de la partie qui se trouve dans la substance hyaline, et s'élargit un peu en bas, conformément à la forme de cône que possède la moitié inférieure de celui-ci.

Un septum très-mince (*ib.* 9), placé dans une direction oblique de dedans en dehors et de haut en bas, ferme en bas ce canal, et le coupe de sorte que sa paroi postérieure est beaucoup plus courte que la paroi antérieure. Cette cloison est percée de petits trous.

D'après mes observations, les fibres nerveuses gardent leurs doubles contours jusqu'à cette cloison. Après l'avoir percée, elles n'apparaissent que comme des fibrilles excessivement fines et variqueuses, et traversent le canal pour s'épanouir à la face supérieure de la lame basilaire, comme nous le verrons dans la deuxième partie de ce mémoire.

Des vues d'en haut montrent les ouvertures de ces canaux sous forme de fentes radiales, un peu élargies vers le milieu (fig. 7, 6). En baissant le foyer du microscope, on voit bientôt apparaître la paroi antérieure du canal qui descend en sens oblique, comme nous l'avons vu, et qui semble couper le canal par devant. A mesure qu'on baisse le foyer, le contour postérieur du canal devient de plus en plus indistinct.

Chez l'homme, le bord postérieur de l'ouverture supérieure est plus arrondi que l'antérieur, qui est plutôt pointu.

Chez les animaux, ces canalicules ressemblent à ceux de l'homme sur tous les points essentiels, et ne s'en distinguent que par des différences peu considérables de forme et de courbure. Ils m'ont paru, par exemple, plus fins vers le milieu chez le cochon, moins fins chez le chat.

§ 5. — Les dents apparentes.

M. Corti a décrit une partie de la surface supérieure de la lèvre tympanique, qu'il appelle dents apparentes.

Selon lui, celles-ci prennent naissance à la base du sillon spiral interne, et s'étendent de là en sens radial (fig. 7, 6) jusqu'aux ouvertures supérieures des canalicules nerveux.

M. Kölliker les décrit comme « une suite serrée de proéminences allongées, de 0,081 millimètres de longueur et de 0,002 millimètres de largeur, séparées l'une de l'autre par des sillons peu profonds. Vers l'extrémité extérieure, elles se relèvent un peu pour redescendre brusquement ». D'après Deiters, leur élévation est peu considérable.

Pour ce qui est de mes observations, je n'ai pas pu trouver ces formations telles que ces auteurs les dépeignent, ni chez l'homme, ni chez les animaux que j'ai examinés.

Pour peu qu'en faisant une coupe on dévie de la direction radiale, il faut nécessairement que la surface latérale de cette coupe présente ces dents coupées obliquement. Par conséquent, si ce sont des bourrelets proéminents, rangés l'un à côté de l'autre, elle devra porter à son bord supérieur une série de bosselures à la file l'une de l'autre, comme expression des dents coupées obliquement. Or aucune de mes coupes ne m'a présenté cet aspect, et il n'est pas à présumer que chacune des innombrables coupes que j'ai faites soit tombée en sens strictement radial; il est même assez rare que cela arrive. Et en outre, j'ai souvent dirigé le couteau exprès dans d'autres directions pour étudier l'aspect des objets de divers côtés, sans jamais voir rien de semblable. D'après ces résultats, je me crois donc autorisé à douter de l'existence de ces dents.

Il est vrai que, dans les vues de face, on tombe facilement dans l'erreur. On peut croire voir des bourrelets radiaux, en examinant les faisceaux nerveux qui cheminent l'un à côté de l'autre vers leurs canalicules. Ajoutons que non-seulement la lèvre tympanique présente une espèce de marche descendante, mais se baisse encore latéralement autour des trous nerveux supérieurs qui forment des entonnoirs, et l'on comprendra que tout cela, combiné, a bien pu induire en erreur les observateurs, et les porter à y voir des côtes.

Dans des pièces où, par un accident de préparation ou par une manœuvre faite à dessein, la couche nerveuse était enlevée sous la lèvre tympanique, je n'ai vu à cette dernière d'autres dessins que les stries fines dont j'ai parlé.

§ 6. — La lame basilaire.

(*Zona membranacea*, Huschke et autres.)

La lame basilaire continue la lèvre tympanique en gardant la même direction que celle-ci.

On lui considère deux zones, dont j'appellerai l'intérieure zone lisse (partie intérieure lisse, non striée, Huschke), et l'extérieure zone striée (partie externe striée ou fibreuse, Huschke).

§ 7. — La zone lisse de la lame basilaire.

Nous avons vu que la surface supérieure de la lame basilaire descend en pente à partir du trou supérieur du canalicule nerveux. C'est ici que commence la zone lisse (*zona lævis*, Huschke; *habenula tecta*, Kölliker; *habenula arcuata*, Deiters). Nous l'appelons lisse par opposition à l'autre zone de la lame basilaire, à laquelle sa rayure caractéristique a valu le nom de *zona pectinata* (zone striée).

La substance de la zone lisse est tout à fait homogène, et ressemble de tous points à celle de la lèvre tympanique.

La face supérieure est tout unie et complétement dénudée, une fois qu'on a bien enlevé l'organe de Corti, et ce qui lui adhère de fibres et de cellules. Vers son bord externe, on voit commencer les stries de la seconde zone.

La face inférieure montre plusieurs détails intéressants; on y observe d'abord un vaisseau sanguin :

§ 8. — Le vaisseau spiral.

Le vaisseau spiral (fig. 2, 22; 6, 13), le seul vaisseau sanguin de la lame basilaire se trouve accolé à la face inférieure de la zone lisse, où il est placé tantôt plus près de la lèvre tympanique, tantôt plus vers la zone striée.

C'est un vaisseau capillaire, dont la paroi, hyaline comme la substance de la zone, ne constitue qu'une continuation de celle-ci.

Il augmente de volume à mesure qu'il s'approche de la base du limaçon, et offre ici, selon plusieurs auteurs, une paroi composée de deux couches distinctes.

D'après M. Kölliker ce serait un vaisseau veineux.

Chez l'homme, je trouve la paroi garnie de noyaux très-clair-semés, qui appartiennent bien à l'enveloppe du vaisseau, et non pas, comme on pourrait croire, au tissu adjacent, qui va nous occuper tantôt.

Le vaisseau spiral communique avec les vaisseaux de la lame spirale osseuse, au moyen de branches courtes qui passent sous la lame en sens transversal.

J'ai trouvé son parcours droit chez l'homme, très-ondulé au contraire chez le lapin.

Les branches de communication sont excessivement rares chez le chat ; le calibre du vaisseau varie continuellement chez cet animal d'un point à l'autre.

Chez le cochon d'Inde, le parcours est fort curieux : je trouve là des branches qui se détachent çà et là du vaisseau spiral à son bord externe, sous un angle droit, et cheminent dans cette direction jusqu'à proximité de la zone striée, puis se tournent en sens longitudinal ou se bifurquent en deux rameaux qui marchent longitudinalement, l'un à droite, l'autre à gauche. Ainsi la plus grande partie du parcours de la lame spirale du cochon d'Inde m'a offert deux vaisseaux spiraux parallèles l'un à l'autre. M. Corti a également vu quelquefois (il ne dit pas chez quel animal) un second vaisseau spiral parallèle au premier et s'anastomosant avec celui-ci.

§ 9. — **Le stratum réticulaire de la zone lisse.**

La couche épaisse de tissu qui, chez l'embryon, recouvre la face inférieure de la lame basilaire, se raréfie à mesure que l'animal se développe; mais la lame basilaire, même de l'adulte, en garde toujours des traces. Ainsi je trouve chez un homme adulte un réseau clair-semé d'éléments ronds ou fusiformes (fig. 7, 8 et 9), très-pâles, donnant des prolongements très-fins et souvent variqueux, qui s'anastomosent entre eux. La plupart des corpuscules n'ont que deux prolongements chacun. Ce réseau occupe surtout les abords du vaisseau spiral (fig. 7, 7).

La nature de ce réseau est l'objet d'une controverse, à cause de la ressemblance que possèdent ses prolongements avec des fibres nerveuses. Nous en parlerons dans un mémoire qui fera suite à celui-ci et dans lequel nous traiterons des terminaisons nerveuses.

Chez des embryons de cochon peu développés, je trouve ce tissu déposé en couche très-épaisse, et également forte partout sous la lame basilaire. Il y est composé de corps granuleux et de cellules étoilées.

Le développement de ce tissu chez l'homme est analogue à celui qu'il offre chez le cochon. Il paraît pourtant que sa durée est plus longue chez l'homme, car j'ai trouvé, dans plusieurs coupes que j'ai faites dans le limaçon d'un nouveau-né, une couche de corpuscules deux fois plus épaisse que la zone lisse qu'elle portait, tandis que chez des embryons de cochon de 16 centimètres seulement, elle était déjà moins épaisse relativement à la zone lisse du même individu.

Les autres animaux que j'ai eu occasion d'examiner par rapport à ce tissu, ne m'ont pas présenté de différences avec celui de l'homme, excepté une épaisseur plus ou moins grande et d'insignifiantes variations de forme.

§ 10. — La zone striée de la lame basilaire.

(*Zona pectinata*, Todd and Bowman.)

D'un côté, la zone striée (fig. 7, D) continue la zone lisse (*ib.* C); de l'autre côté (fig. 2, 25), elle s'attache au ligament spiral.

Elle tire sa dénomination d'une rayure très-fine, disposée en sens radial. Les stries qui la forment sont droites, très-serrées et douées d'un éclat particulier chez les animaux (fig. 7, D); chez l'homme, je les trouve moins serrées et moins prononcées. J'ai trouvé chez l'homme, en outre, çà et là des corpuscules, fusiformes ou à peu près, qui se mêlent aux stries et occupaient quelquefois une partie du parcours d'une d'entre elles. Quand on imbibe de carmin la lame spirale, les parties hyalines restent incolores; mais ces corpuscules, de même que ceux des réseaux situés sous la membrane basilaire, se colorent d'un rose pâle.

La zone striée porte un simple épithélium (*ib.* 12) polyédrique très-beau. Chez le lapin, les cellules sont plus grandes que chez le chien, mais les noyaux sont plus petits chez le lapin que ceux qu'on observe chez le chien.

La partie extérieure de la zone striée est composée de deux couches dont l'une, supérieure, porte les stries. Selon plusieurs auteurs, ces stries seraient l'expression de fibres qui, vues d'en haut, présenteraient cet aspect. Lorsqu'on déchire cette membrane, elle s'effile souvent en effet, et l'on voit alors ses bords garnis de fibres isolées, de sorte qu'il est très-probable qu'elle est réellement composée de véritables fibres.

La couche inférieure est hyaline et garnie à sa face inférieure de nombreuses saillies de la même nature qu'elle. Sur les coupes on les voit proéminentes, donnant un aspect ondulé au bord inférieur de la lame; sur des vues de face, ce sont des dessins ovales ou à peu près, et dont l'axe longitudinal est toujours parallèle à celui des tours du limaçon.

Il y a encore d'autres éléments au-dessous de cette couche : on y voit un réseau analogue (fig. 7, 2) à celui qui recouvre par en bas la zone lisse, et subissant les mêmes métamorphoses que celui-ci pendant le développement de l'animal. Chez l'homme, le réseau devient de plus en plus clair-semé à cet endroit, et chez l'adulte il n'en reste guère qu'une bandelette mince et étroite vers le ligament spiral. Ce réseau reste plus prononcé chez les animaux, et y occupe une plus grande partie de la zone striée.

La zone striée est très-mince chez l'homme, et n'y présente pas, à ce que je trouve, les épaississements hyalins que nous avons constatés chez les animaux. Chez ceux-ci, elle est d'épaisseur différente d'après les différentes espèces : elle est très-épaisse, par exemple, chez le chien, moins chez le cochon d'Inde.

La zone striée du chat parait comme bombée sur la coupe (fig. 2, 24) : mince au début, elle se gonfle vers le milieu pour redevenir mince ensuite avant de passer sur le ligament spiral.

Chez le même animal, je trouve encore une autre particularité : Bientôt après le vaisseau spiral, la lame basilaire se divise en deux couches, dont la supérieure est quatre fois plus mince que l'inférieure, et entre lesquelles sont déposés de nombreux corpuscules arrondis, séparés par des brides joignant entre elles les deux couches. Lorsque la lame se ploie, ces deux couches s'éloignent souvent l'une de l'autre, excepté là où les brides les unissent. Vers le ligament spiral, les deux couches se fondent pour n'en former qu'une seule. Je n'ai pas pu constater si ces couches correspondent aux deux couches dont j'ai parlé plus haut.

J'ai aperçu quelque chose de semblable dans une préparation d'embryon humain.

A la fin de son parcours, la lame basilaire redevient en général plus épaisse, et s'applique au ligament spiral de la manière que nous allons expliquer.

M. Corti a trouvé ici, deux fois chez l'homme, et une fois chez le mouton sur la zone pectinée, tout près du périoste et à sa surface tympanique, un second « vaisseau spiral à parois simples qui » était dans le même rapport avec les capillaires du périoste que » le vaisseau spiral interne avec ceux de l'expansion nerveuse, » mais sans anastomoses avec celui-ci. »

§ 11. — Le ligament spiral.

Le périoste des deux rampes présente, appliqué contre la surface interne de la paroi extérieure osseuse du tube cochléen, un épaississement relativement très-considérable, le ligament spiral (fig. 1, 7 ; 2, 29), auquel, comme nous venons de le dire, s'attache la lame basilaire à son extrémité extérieure.

On peut considérer au ligament spiral deux surfaces : l'une, externe, appliquée intimement à la paroi externe du tube cochléen (fig. 2, B), présente une courbure analogue à celle de cette paroi ; l'autre, interne, ferme les deux rampes à l'extérieur. Celle-ci présente de haut en bas les parties suivantes : Dans la rampe vestibulaire, l'insertion de la membrane de Reissner (fig. 1, 13), la bande vasculaire (*ib.* 8), le bourrelet du ligament spiral (fig. 1, 12 ; 2, 29 ;

voyez page 40) avec l'insertion de la membrane de Corti, un sillon que j'appellerai sillon spiral externe (fig. 1, 11; 2, 27), et enfin l'insertion de la lame basilaire; dans la rampe tympanique, elle possède une surface courbe qui n'offre rien de remarquable.

Les deux bords, supérieur et inférieur, se continuent avec le périoste des deux rampes, le bord supérieur avec celui de la rampe vestibulaire proprement dite, l'inférieur avec celui de la rampe tympanique.

La lame basilaire, arrivée au point où elle rejoint le ligament spiral, se tourne en haut et continue jusqu'au point d'insertion de la membrane de Corti, tout en restant couche hyaline (fig. 2, 27).

Un grand nombre de fibres partent du côté extérieur de cette dernière partie ainsi que du bout extérieur de la lame basilaire, et rayonnent à travers l'extrémité interne du ligament spiral. Ces fibres hyalines et résistantes se ramifient fréquemment, et composent ainsi un réseau de mailles dans lesquelles se trouvent déposées de nombreuses cellules granulées.

Les mailles, formant un réseau confus au milieu, se groupent dans un sens longitudinal vers la paroi osseuse, prennent de plus en plus le caractère du périoste, et finissent par former un véritable périoste à proximité de l'os.

Il est assez difficile d'étudier ce tissu chez l'adulte à cause de sa densité, et l'on fera bien de l'examiner d'abord sur des embryons. J'ai trouvé qu'il y existe une masse hyaline contenant, outre quelques granules, des cellules à gros noyaux pourvues de bon nombre de prolongements ramifiés qui la séparent en bandes hyalines. Peu à peu celles-ci se resserrent, et forment finalement les fibres que nous trouvons chez l'homme ou l'animal après la naissance.

MM. Todd et Bowman avaient décrit cette formation sous le nom de *musculus cochlearis*, mais M. Kölliker démontra bientôt que cet organe dépourvu de tout élément musculaire appartient à la série des tissus conjonctifs.

§ 12. — Le sillon spiral externe.

L'excavation que j'appelle sillon spiral externe (fig. 1, 2; 2,27), est délimitée en haut par l'insertion de la membrane de Corti (fig. 1, 12), et en bas par celle de la lame basilaire.

Sa surface interne est formée par une couche hyaline, continuation de la zone striée de la lame basilaire comme nous l'avons vu. En montant, celle-là devient plus mince, à mesure que de sa face externe partent les fibres qui entrent dans la formation du ligament spiral.

Le sillon est tapissé par de belles cellules épithéliales (fig. 1, 11), continuation de celles de la zone striée, qui augmentent de hauteur vers l'extérieur. En arrivant dans le sillon même, elles sont environ trois fois plus hautes que larges, et gagnent encore en hauteur à mesure que la couche monte.

D'après M. Deiters, les cellules qui revêtent la zone striée ne se continueraient pas avec celles du sillon spiral externe, mais le revêtement épithélial offrirait une lacune vers la fin de la zone striée, lacune que je n'ai pas trouvée.

Je n'ai pas été plus heureux pour les prolongements que, selon le même auteur, les cellules épithéliales enverraient dans le tissu du ligament spiral même. Je les ai cherchés en vain chez des embryons et chez des animaux développés.

§ 13. — Le bourrelet du ligament spiral.

Je désigne sous le nom de bourrelet du ligament spiral (fig. 1, 12; 2, 28), une protubérance que ce ligament porte à sa surface interne, à une hauteur qui correspond à celle où sont placées les dents de la bandelette sillonnée.

Ce bourrelet sert de point d'attache au bout externe de la membrane de Corti (voyez mon article cité plus haut).

On trouve la forme de ce bourrelet très-variée selon l'espèce d'animal que l'on examine; il est arrondi chez l'homme et le cochon, très-anguleux chez le chat (fig. 2).

M. Hensen a vu sa pointe formée par un vaisseau (*vas pro-*

minens), que les autres observateurs, à l'exception de M. Reichert, n'ont pas pu retrouver. Je n'ai pas trouvé non plus de vaisseaux occupant l'arête proéminente du bourrelet, mais j'ai trouvé chez un embryon d'homme un vaisseau longitudinal, présentant par conséquent sa coupe transversale dans les coupes que je faisais, et placé dans la substance du ligament spiral à peu de distance du bourrelet. Je ne sais si c'est le vaisseau qu'a vu M. Hensen.

§ 14. — La bande vasculaire.

Huschke a déjà mentionné un réseau vasculaire placé sur la surface interne du périoste, qui tapisse en dedans la paroi extérieure du tube cochléen.

M. Corti a décrit cette formation avec plus de détails, et lui a donné le nom de *bande vasculaire*, *stria vascularis* (fig. 1, 8; 2, 30). Voici dans quels termes il en parle (*loc. cit.*, page 112). Elle est « composée d'un réseau de vaisseaux capillaires ayant une » largeur de 0,003 millimètres à 0,0046 millimètres. Les vais- » seaux les plus considérables de cette bande ont une largeur de » 0,007 millimètres, et les plus fins une largeur de 0,001 milli- » mètre. Ces vaisseaux s'anastomosent très-souvent entre eux, » et forment des mailles dont la figure varie beaucoup. Il est re- » marquable que quelquefois un tronc très-considérable se divise » à ses deux extrémités en plusieurs capillaires très-fins, ce qui » est précisément l'opposé de ce qui arrive dans les *retia mira- » bilia bipolaria*. Ces capillaires communiquent de temps en temps » avec les vaisseaux sanguins du périoste. Je n'ai jamais trouvé » d'artères parmi les capillaires de la bande vasculaire en ques- » tion. En disséquant cette dernière avec attention, on rencontre » de temps en temps du tissu conjonctif amorphe mêlé à des cel- » lules fusiformes très-minces...

» La bande vasculaire tout entière et par conséquent chaque » capillaire dont elle est composée sont parfaitement enveloppés » par les cellules épithéliales qui tapissent le périoste dans cet » endroit. Il est clair qu'ici les cellules épithéliales, au lieu de » former une simple couche comme à l'ordinaire, se trouvent

» deux ou trois les unes sur les autres afin de former une enve-
» loppe pour chaque capillaire. La bande vasculaire en question
» se trouve donc, pour ainsi dire, ensevelie dans l'épaisseur de
» la couche épithéliale placée sur la surface du périoste, de sorte
» que les capillaires de la même bande ne sont pas en contact
» immédiat avec le périoste même.

» On peut voir aussi cette bande à l'œil nu, à cause d'une cou-
» leur brune dont elle est douée : cette couleur dépend de ce
» que plusieurs des cellules épithéliales qui enveloppent la bande
» vasculaire renferment des grains de pigment brun en quantité
» plus ou moins grande. »

La bande vasculaire forme tout le côté extérieur de la paroi du canal dont j'ai constaté l'existence (fig. 1, 1). Elle touche, en haut, à l'insertion de la membrane de Reissner (fig. 1, 13), en bas, au bourrelet du ligament spiral (*ib.* 12), dans quelques animaux elle recouvre encore ce ligament.

Quant à sa structure intime, j'ai plusieurs choses à ajouter à la description de M. Corti; la composition de cette bande est plus compliquée que cet observateur ne l'a décrite.

La couche superficielle qui regarde vers l'intérieur du canal se compose de corpuscules (fig. 2, 31) assez singuliers, réfractant très-fortement la lumière et montrant, du moins dans des préparations soumises à l'action de l'acide chromique, un éclat particulier et une couleur jaune clair. Ces corpuscules tournent vers l'intérieur du canal une face aplatie, et sont à peu près cylindriques au demeurant. Vers l'extérieur du limaçon, par conséquent vers l'intérieur de la bande, ils s'amincissent, et envoient des prolongements à un tissu qui forme une seconde couche (fig. 2, 32). Ces prolongements ont déjà été vus par d'autres observateurs. Avant d'atteindre cette couche, les prolongements passent entre une série de formations rondes montrant sur les coupes une structure stratifiée. Dans quelques-unes de mes préparations, ces formations contenaient des corpuscules sanguins.

La seconde couche, à laquelle parviennent les prolongements des corpuscules cylindriques de la première, est composée d'un réseau de fibres formant des mailles qui paraissent vides. Je pense que c'est cette zone que M. Kölliker appelle analogue au cartilage « knorpelartig ».

La troisième couche est composée de cellules granulées, entre lesquelles se trouvent des vaisseaux longitudinaux rangés assez régulièrement l'un au-dessous de l'autre. Quelquefois je voyais des vaisseaux entre la deuxième et la troisième couche.

Le tissu du ligament spiral même clôt vers l'extérieur la série de ces couches.

Il est très-difficile d'étudier chez l'animal adulte cette formation très-compliquée. C'est donc encore à l'étude des embryons que j'ai dû recourir pour arriver à des résultats satisfaisants.

Après avoir étudié la structure de l'organe chez l'animal avant sa naissance, j'ai pu retrouver ces couches sur des animaux déjà nés.

La bande se détache souvent en bloc du ligament spiral (voy. fig. 2).

§ 15. — **La lame spirale osseuse externe.**

(*Lamina spiralis accessoria*, Huschke. *Lamina spiralis ossea externa*, Bendz. *Lamina spiralis secundaria*, Hyrtl.)

On trouve, recouverte par le ligament spiral, une petite crête osseuse sur la face interne de la paroi cochléenne en face de la lame spirale osseuse, c'est la lame spirale osseuse externe.

Très-prononcée dans la première partie du premier tour, cette crête diminue de volume à mesure qu'elle monte vers le sommet du limaçon, et disparaît enfin tout à fait.

CHAPITRE V.

LE CANAL DE LA LAME SPIRALE ET L'ORGANE DE CORTI.

§ 1. — **Considérations générales.**

Tandis que trois des quatre canaux que nous distinguons dans le tube cochléen (voy. pages 3 et 4) ne contiennent autre chose que le liquide labyrinthique, le quatrième, le *canal de la lame spirale*, renferme, en outre, un ensemble d'organes d'une complication sans pareille, désigné généralement sous le nom de l'*organe de Corti*.

On a voulu changer dernièrement cette dénomination, alléguant que M. Corti n'aurait pas découvert tous les organes qui composent cet ensemble ; mais, outre que cet auteur a découvert la plupart des parties en question, il a le premier porté la lumière dans ce chaos de cellules, de fibres et de noyaux, et il n'est par conséquent que juste d'attacher son nom à l'ensemble de ces parties.

Nous nommerons donc « Organe de Corti » tout l'ensemble de parties qui repose sur la zone lisse et la zone striée de la lame basilaire.

L'organe de Corti se compose de différents groupes de parties à la plupart desquelles on a donné le nom des auteurs qui les ont découvertes, tandis que d'autres ont reçu leurs noms de certaines particularités de forme ou de position. Nous conserverons toutes ces dénominations autant que faire se pourra.

§ 2. — **Des procédés utiles pour obtenir des préparations de l'organe de Corti.**

Lorsqu'il s'agit d'obtenir des *vues de face*, on n'a qu'à ouvrir le canal cochléen en perçant l'enveloppe osseuse du limaçon à n'importe quel endroit. Une fois l'accès frayé, on isole la lame spirale en coupant sa partie osseuse avec des pinces tranchantes ou des ciseaux très-forts, et en séparant ensuite avec beaucoup de délicatesse les parties molles qui attachent la lame spirale à la paroi extérieure du tube cochléen. Cette opération présente beaucoup de difficultés, et les premières tentatives de ce genre donnent toujours des préparations où l'organe de Corti se trouve enlevé, soit par l'instrument lui-même, soit par des esquilles d'os.

Les *vues de profil* s'obtiennent de deux façons différentes. Il arrive quelquefois qu'en préparant des vues de face, on imprime, par hasard, à une partie de l'organe de Corti, une secousse telle qu'elle se tourne suffisamment pour être vue de profil. D'autres fois, on obtient le même effet par des mouvements qu'on fait faire à la plaque de verre mince qui couvre la préparation. C'est principalement sur des vues pareilles que Deiters a pu faire ses recherches. L'autre procédé, trop peu cultivé jusqu'ici et qui est plus délicat en même temps que plus sûr, consiste à faire des coupes de ces parties, et c'est ici que ma méthode (décrite dans la première partie de ce mémoire, pages 5 et 6) m'a paru singulièrement utile, en ce qu'elle permet de faire sur ces organes délicats les coupes les plus minces, et où la position mutuelle des parties est admirablement conservée.

Je conserve mes préparations soit dans du baume, soit dans un liquide aqueux (glycérine étendue d'eau ou eau pure). Ces derniers liquides nécessitent l'emploi d'un mastic pour empêcher l'évaporation de l'eau, et j'ai substitué avec avantage au bitume qui se fendille facilement un simple vernis pour tableaux qui ne présente pas cet inconvénient.

Je recommande pour préparer les vues de face les limaçons du chat, du chien, du lapin et du cochon d'Inde; pour obtenir de bonnes coupes, je préfère l'oreille de l'enfant nouveau-né.

§ 3. — **Les arcades de Corti.**

L'organe de Corti repose sur la lame basilaire (fig. 20).

Il se compose de plusieurs groupes de formation, dont l'un, « les arcades de Corti (*ibid.*, 3 et 4) », bien qu'excessivement fragile lui-même, diffère néanmoins des autres, en ce que la fragilité de ces derniers est telle qu'un attouchement imprudent ou un commencement de décomposition rendent leur étude impossible.

Nous traiterons d'abord des arcades de Corti.

Les arcades de Corti occupent toute la longueur de la lame spirale, de la base du limaçon jusqu'au sommet. En largeur, elles y couvrent l'espace compris entre 7 et 12 de la figure 7, pl. II, c'est-à-dire à peu près toute la zone lisse de la lame basilaire, à partir des ouvertures supérieures des canalicules nerveux (*ibid.*, 6) jusqu'au commencement de la zone striée de la lame basilaire.

L'arcade se trouve placée en sens transversal ou radiaire. Elle se compose d'un pilier interne et d'un pilier externe (fig. 20, 3 et 4).

Un pilier interne et un pilier externe réunis s'appelaient jusqu'ici « un organe de Corti ou une dent de la deuxième rangée »; mais beaucoup d'auteurs nommaient en même temps « organe de Corti » tout ce que renferme le canal de la lame spirale ! Un organe de Corti se composait, d'après les uns, d'une fibre externe et d'une fibre interne; d'après les autres, d'un bâtonnet externe et d'un bâtonnet interne. En somme, presque autant de dénominations que d'auteurs. Je crois opportun d'adopter les noms dont je me suis servi plus haut, d'une part pour couper court à toute confusion de noms, d'autre part parce que mes dénominations, empruntées seulement à la *position* des parties les désignent clairement et ne préjugent en rien la décision que des études ultérieures seront appelées à porter concernant leur nature.

§ 4. — Le pilier interne de l'arcade de Corti.

Le pilier interne de l'arcade de Corti (fig. 20, 3; 18, 2, etc.) se compose d'un corps et de deux renflements terminaux ou extrémités.

Le *corps du pilier interne* (fig. 8, 1; 18, 2; 9, 1) forme une plaque rectangulaire longue et mince, à laquelle nous distinguons une face interne (fig. 8, 5; 9, 1) et une face externe (fig. 8, 6), d'après la position que le pilier occupe dans le limaçon. Cette plaque est courbée; d'après Deiters, elle affecte la forme d'une S. Voici au contraire ce que j'observe (fig. 8) : La face externe et la face interne de la plaque sont concaves, et la plaque s'amincit ainsi vers le milieu.

Les bords latéraux du corps sont rectilignes ou peu s'en faut (fig. 9, 1 et 5).

L'*extrémité inférieure* (fig. 8, 3), qu'on peut aussi appeler *basilaire* parce qu'elle s'attache à la lame basilaire, représente un épaississement du pilier de dedans en dehors. Elle se termine en avant comme en arrière par des arêtes vives (fig. 8, 12 et 13). Sa face inférieure a la forme d'un parallélogramme.

L'*extrémité supérieure* (fig. 8, 2) s'appelle aussi « coin ou bout *articulaire* », à cause de ses rapports avec l'extrémité correspondante du pilier externe. Elle est d'une forme à peu près cuboïde et représente un renflement du pilier de dedans en dehors. La face externe (face articulaire) (fig. 8, 7) est concave. La face supérieure (*ibid.*, 14) et la face interne du corps du pilier (*ibid.*, 5) se rencontrent dans une arête courbe très-vive, arête supérieure et interne (fig. 9, 3 et 8, 9). Des vues de face montrent que cette arête ne présente pas la même courbure dans tous les piliers (voyez plus bas, p. 54, fig. 9, 3).

L'arête inférieure et externe (fig. 8, 10) du bout supérieur est également très-vive. D'après mes observations, sa forme n'est pas la même non plus dans différents piliers (fig. 10, 3).

L'arête supérieure et externe se prolonge en une plaque fine que j'appellerai la *plaque du pilier interne*. Elle est de la même largeur que le corps du pilier (fig. 10, 2 ; 9, 4). Je lui ai vu quelquefois des stries parallèles aux bords.

M. Henle a décrit deux variétés de piliers internes, dans son *Traité d'anatomie* (p. 803, t. II). Je n'ai jamais pu constater un fait analogue, et il me semble que l'erreur de l'auteur provient de ce qu'il a pris quelquefois des piliers externes pour des piliers internes (voy. aussi p. 806, *ibid.*) ; cela est d'autant plus possible, que certains dessins de M. Henle prouvent que les préparations qui servaient de base à ses études étaient, en partie du moins, fortement altérées, probablement parce que l'acide hydrochlorique que M. Henle emploie de préférence dans ces études était trop fort ou avait agi pendant trop longtemps. Certains de ses dessins me rappellent en effet des préparations que j'obtenais par des solutions acides trop fortes, et que je rejetais comme présentant des images trompeuses.

§ 5. — Les insertions des piliers internes.

L'extrémité inférieure ou basilaire du pilier interne s'insère sur le commencement de la zone lisse de la lame basilaire (fig. 2, 18), juste en dehors des ouvertures supérieures des canalicules nerveux (fig. 7, 6 et fig. 20). Il s'ensuit que les filaments nerveux, à l'endroit même où ils quittent leurs canalicules pour entrer dans la rampe vestibulaire, rencontrent les bouts basilaires des piliers internes des arcades de Corti (fig. 20, 12).

Il m'est impossible d'adopter l'opinion de mes prédécesseurs concernant la solidité de cette attache. Selon eux, cette insertion serait très-solide, surtout en comparaison avec l'insertion basilaire du pilier externe, laquelle, selon les mêmes auteurs, serait assez fragile. Deiters dit même « que cette insertion a plus de so» lidité que n'en possède la substance même du pilier ». J'ai, au contraire, constaté maintes fois que le moindre attouchement suffit pour détruire le contact entre le bout basilaire du pilier interne et la membrane sur laquelle il repose, et qu'il arrive souvent que toute une série de piliers internes se relève et reste suspendue, tandis que l'arcade tient encore solidement à la lame basilaire par les attaches des piliers externes. C'est ce que présente, par exemple, celle de mes préparations que j'ai dessinée dans la figure 17, où l'arcade de Corti a subi ce mouvement de bascule. Jamais je n'ai pu voir un mouvement de bascule en sens contraire, comme d'autres observateurs le décrivent, où l'insertion du pilier interne serait intacte et servirait de point fixe à un mouvement de rotation exécuté par l'arcade, l'extrémité basilaire du pilier interne étant détachée de la lame basilaire.

Lorsque le pilier interne quitte la lame basilaire, la séparation est tout à fait nette et s'opère sans déchirure de part ou d'autre.

On a souvent trouvé une certaine ressemblance entre les arcades de Corti et les touches d'un piano (voy. chapitre VI) : c'est surtout quand les piliers internes ont exécuté le mouvement dont nous venons de parler, que cette ressemblance est frappante.

L'extrémité supérieure (ou articulaire) du pilier interne s'unit à l'extrémité correspondante du pilier externe (voy. p. 57).

§ 6. — La réunion des piliers internes entre eux.

Les piliers internes s'appliquent l'un à l'autre par leurs bords latéraux (fig. 9), et forment par leur réunion une sorte de plaque. Cependant leurs bords latéraux ne sont pas en contact les uns avec les autres sur toute leur longueur, mais, comme le démontre la figure 9, il existe çà et là, entre le corps d'un pilier interne et son voisin, une fente excessivement étroite mais suffisante pour donner passage à des filaments très-fins (voyez aussi fig. 23). Les extrémités, par contre, s'attachent étroitement entre elles.

Les plaques des piliers internes sont en contact intime par leurs bords latéraux, et ne forment qu'une seule plaque très-longue dans toute la longueur du tube cochléen (fig. 9, 4). Il en est de même pour la jonction des bouts basilaires entre eux (fig. 23).

Les arêtes supérieures et internes (fig. 23, 4) constituent ensemble une série de petits arcs qui, en se touchant les uns les autres, forment des pointes assez vives. Il y a un arc sur deux piliers, d'après ce que je vois. C'est contre ces arcs que vient s'insérer une série de cellules que j'appelle « les cellules du sommet », et dont nous traiterons plus bas (voyez p. 58).

§ 7. — Le pilier externe de l'arcade de Corti.

Le pilier externe de l'arcade de Corti se compose d'un corps et de deux renflements terminaux ou extrémités (fig. 11, 12, 18).

Tandis que le *corps* du pilier interne est plat et rubanné, celui du *pilier externe* est cylindrique et filiforme (fig. 11, 1), et ses renflements représentent des épaississements dans tous les sens, même en largeur, ce qui le distingue encore du pilier interne. Il est enfin un peu plus long que celui-ci, et me paraît être beaucoup plus flexible.

L'*extrémité inférieure ou basilaire* (fig. 11, 3 ; 12, 3 ; 14, 2) a la forme d'un cornet, dont la base se trouve coupée en biais aux dépens de la partie intérieure (fig. 11 et 14). Souvent on la voit rayée de stries longitudinales très-fines (fig. 11, 3). Deiters, qui, le premier, a étudié cette partie avec soin, l'appelle « une cloche », et croit qu'elle est creuse. Certaines vues, comme celle que j'ai dessinée dans la figure 14, rendent en effet cette opinion fort probable. Je n'ai jamais pu voir de noyaux *dans* cette partie (Henle).

L'*extrémité supérieure ou articulaire* (fig. 11, 2; 12, 2; 16) est d'une forme très-singulière, et je la trouve encore plus difficile à décrire que la précédente. Elle ressemble vaguement à une tête d'oiseau (fig. 12) dont le bec très-long serait formé par l'apophyse pointue du pilier externe (voyez plus bas). L'extrémité articulaire possède deux faces latérales planes (fig. 13, 5 et 6), une face supérieure bombée (face articulaire) [fig. 12, 7; 13, 3] et une face inférieure d'une courbure semblable à celle de la face supérieure, mais inverse, en ce que celle-ci est convexe, tandis que la face inférieure est concave (fig. 11, 8). La conformation particulière de la face supérieure est visible dans la figure 13.

L'*apophyse pointue du pilier externe* (fig. 11, 4; 12, 11; 13, 2, etc.) prend naissance dans la substance même de l'extrémité supérieure, où l'on peut la distinguer dans un certain parcours (fig. 16). De là, elle s'étend librement vers l'extérieur en se terminant comme nous le verrons plus bas (voyez p. 59).

Comme d'autres observateurs, j'ai cru quelquefois voir des varicosités à ces piliers, mais un examen plus attentif m'a toujours prouvé que ce n'était que des noyaux accolés aux piliers.

§ 8. — **Les insertions des piliers externes.**

L'extrémité basilaire du pilier externe s'implante sur la zone lisse de la lame basilaire, là où j'ai trouvé celle-ci dépourvue de dessins (fig. 7, 10). Le bord extérieur de ce bout touche au commencement de la zone striée, et il me semble que toutes les stries de celle-ci ne sont que les continuations de celles des extrémités basilaires des piliers externes.

L'extrémité articulaire se joint à celle du pilier interne (voyez les détails, p. 57).

§ 9. — **La réunion des piliers externes entre eux.**

Les rapports des piliers externes entre eux sont différents de ceux que nous avons constatés chez les piliers internes. Tandis que ceux-ci sont en contact les uns avec les autres sur presque toute leur longueur, le pilier externe ne touche à son voisin que par ses deux bouts terminaux (fig. 23). Les extrémités articulaires s'appliquent étroitement entre elles par leurs faces latérales (*ibid.*, 6); les extrémités inférieures se touchent par une partie de la périphérie de leurs bases (*ibid.*, 8), là où celles-ci commencent à se confondre avec la zone striée, mais le corps même du pilier est séparé de celui de son voisin par un interstice relativement considérable.

§ 10. — **La réunion des piliers internes avec les piliers externes.**

La rangée des piliers internes se réunit avec celle des piliers externes dans toute l'étendue du limaçon (fig. 23), et elles constituent à elles deux les arcades de Corti (appelées aussi « organe de Corti » proprement dit). Quand on regarde une de ces arcades, composée d'un pilier externe et d'un pilier interne, et isolée soit par la section, soit d'une autre façon, on constate que la réunion se fait en ce que les surfaces articulaires des extrémités supérieures des piliers s'appliquent étroitement l'une sur l'autre (fig. 18, 11). La face articulaire creuse du pilier interne et la face inférieure de sa plaque sont en contact intime avec la face articulaire convexe et une partie de l'apophyse pointue du pilier externe.

Plusieurs auteurs paraissent supposer qu'il existe ici une véritable *articulation*, et ils appellent par conséquent « *coins ou bouts articulaires* » les extrémités supérieures des piliers. Il nous est impossible de nous associer à cette manière de voir : une articulation entre deux corps exige des surfaces qui peuvent se mouvoir l'une sur l'autre dans une étendue plus ou moins grande, et sans que pour cela le contact des corps cesse tout à fait. Or, les surfaces en question ne peuvent pas se mouvoir l'une sur l'autre, mais elles sont pour ainsi dire collées l'une sur l'autre et fixées dans cette position, non-seulement par l'adhérence de la plaque du pilier interne à l'apophyse du pilier externe, mais, en outre, par leurs rapports avec la lame réticulée et d'autres organes que nous étudierons plus bas. Dans les nombreuses préparations que j'ai faites, j'ai toujours vu les deux surfaces ou complétement accolées l'une sur l'autre, ou tout à fait séparées; jamais je n'ai trouvé de position intermédiaire comme une articulation la permettrait. Il est impossible de leur faire exécuter un mouvement de rotation l'une sur l'autre, quelle impulsion qu'on donne à la préparation. Pour peu qu'on dérange l'attitude des surfaces, elles se quittent complétement et pour toujours. Tout ce que j'ai pu obtenir, c'était une sorte de luxation latérale (voyez fig. 19).

Selon moi, il n'y a donc point d'articulation ici.

En s'attachant l'une à l'autre, les deux rangées de piliers forment dans toute la longueur du canal cochléen une espèce de prisme à trois faces, dont une repose sur la lame basilaire, une autre regarde en haut et en dehors, et la troisième se tourne en haut et en dedans.

Le nombre des piliers externes est supérieur à celui des piliers internes. Il n'a pas encore été possible de déterminer le rapport exact de leurs chiffres. D'après mes dessins, il est à peu près de 5 à 8.

§ 11. — **Les cellules basilaires.**

L'extrémité basilaire de chaque pilier et la partie attenante de la lame basilaire servent d'attache à une cellule tellement délicate qu'on ignorait encore son existence, tandis que son noyau était déjà connu depuis longtemps. Ce noyau a en effet des contours beaucoup plus marqués que la cellule qui le renferme, et il me semble, en outre, être une des parties les plus résistantes de l'organe de Corti. La cellule basilaire se trouve toujours du côté du pilier qui regarde l'intérieur de l'arcade, par conséquent à l'extérieur du pilier interne (fig. 15, 4 ; 17, 4) et à l'intérieur du pilier externe (fig. 17, 5 ; 11, 13 ; 14, 5).

La forme des cellules basilaires est assez difficile à étudier ; on trouve là des aspects très-variés. Souvent, la cellule semble envoyer un prolongement dans l'intérieur de l'arcade et un autre qui monte le long du pilier. Les figures 11, 14 et 15 montrent ces cellules.

§ 12. — Les cellules du sommet.

J'appelle *cellules du sommet* une espèce de cellules placées sur la partie supérieure des piliers internes, et auxquelles on a donné les dénominations les plus différentes. La nature de ces cellules étant à peu près inconnue, j'ai cru utile de les désigner d'après l'emplacement qu'elles occupent, point sur lequel tous les auteurs sont d'accord.

Elles sont à peu près cylindriques (fig. 19, 18), et leur axe longitudinal se dirige de dedans en dehors. Le bout extérieur s'appuie contre un des petits arcs que forment les arêtes supérieures et internes des extrémités supérieures des piliers internes, et que cette cellule remplit complétement. Le bout extérieur porte des cils auxquels on n'a jamais vu de mouvements. Le bout intérieur entre dans les tissus qui recouvrent les piliers internes. J'ai trouvé qu'il se divise ici en plusieurs branches.

§ 13. — La lame réticulée.

(*Lamina reticularis.*)

Le sommet de l'arcade de Corti sert de point de départ à une espèce de plaque qui s'étend de là vers l'extérieur et couvre les piliers externes et tout ce qui leur adhère : c'est la lame réticulée (*lamina reticularis seu velamentosa*). Cette lame, d'une grande délicatesse, est en même temps la partie la plus compliquée de l'organe de Corti, de sorte que son étude est hérissée de difficultés. Il est vrai que toute bonne vue de l'organe de Corti montre une partie plus ou moins grande de la lame réticulée ; mais, plus la préparation est intacte, plus elle contient de parties qui entrent dans la composition de cet organe, et plus il est difficile de reconnaître la structure de la lame, doublée qu'elle est par une multitude de cellules et d'autres organes. C'est surtout sur les pièces où un heureux hasard a conservé la lame non encombrée de ces obstacles qu'on peut étudier sa singulière structure, et quelques préparations de ce genre m'ont permis de vérifier les données de mes prédécesseurs. J'ai pu confirmer surtout celles de Deiters. Il est très-important de comparer des coupes aux vues de face, chose par trop négligée par les auteurs.

La lame réticulée est une plaque transparente composée de deux espèces de figures : les unes rondes, les autres allongées. Celles-ci, dont la forme rappelle celle des os des phalanges de la main, s'appellent *phalanges ;* celles-là ont reçu des dénominations différentes ; je les appelerai *ronds*, nom qui, ne portant que sur leur forme, ne renferme pas un jugement prématuré sur leur nature.

L'apophyse pointue du pilier externe s'élargit à son extrémité libre (fig. 16, 3 ; 23, 7) de façon à ressembler beaucoup aux bouts extérieurs des phalanges, ce qu'on n'a pas assez remarqué. Le bout interne de la première phalange se trouve intercalé entre les bouts externes de deux apophyses (fig. 19 et 23). Il résulte ainsi un espace rond ou polygonal qui constitue le premier rond et qui est limité (fig. 19) : en dedans, par le bord libre de la plaque du pilier interne qui dépasse l'extrémité supérieure du pilier externe, mais n'atteint pas le bout de l'apophyse pointue ; des deux côtés, par les deux apophyses des deux piliers externes voisins l'un de l'autre ; et au dehors, par la base de la première phalange.

A partir de là, les phalanges alternent et entourent les ronds, ainsi que le démontre la figure 19. Il y a deux rangées de phalanges et trois rangées de ronds. *Chaque rond porte un petit faisceau de cils dépourvus de mouvements.*

La nature de toutes ces parties est vivement discutée. Sans exposer les opinions diverses des auteurs, je ne donnerai ici que mes résultats qui diffèrent de ce qu'on a observé jusqu'ici. Selon moi, la lame réticulée est un réseau dont les phalanges constituent les fils, tandis que les ronds sont des trous. Ces trous, découpés dans la substance de la lame, sont remplis par les cellules de Corti ; mais il semble quelquefois que la face supérieure ronde de ces cellules puisse s'isoler du reste et adhérer seule, et garnie de ses cils, à la lame réticulée (voyez ma coupe représentée dans la figure 20).

La figure 20 montre certaines parties que j'ai vues quelquefois sur les plaques des piliers internes, et dont la nature est restée obscure pour moi.

La *terminaison extérieure* de la lame réticulée sera traitée plus loin.

L'aspect de ces différentes parties varie un peu selon les espèces d'animaux qu'on examine. Chez l'homme, où, d'après mes recherches, l'organe de Corti se distingue par la délicatesse de ces parties, les piliers, leurs apophyses et les phalanges sont plus déliés et plus allongés que chez les animaux. Les contours des bouts des phalanges et des apophyses pointues sont, en outre, plus nettement découpés et plus vivement déchiquetés.

En examinant la lame spirale d'une vieille femme décédée à la Salpêtrière, j'ai trouvé la lame réticulée rendue diffuse par d'innombrables gouttelettes de graisse, tandis que le reste de l'organe de Corti en était exempt.

§ 14. — **Les cellules de Corti.**

La lame réticulée ne flotte pas librement dans l'espace du canal cochléen, mais elle s'appuie sur trois espèces de cellules : celles de Corti, de Deiters et de Claudius (fig. 20).

Les cellules de Corti (*ibid.*, 18, 19, 20) sont tendues entre la lame basilaire et la lame réticulée. Elles possèdent un corps cylindrique dont le bout supérieur forme un rond de la lame réticulée (*ibid.*, 18) et un prolongement filiforme qui s'insère sur la lame basilaire. La cellule se trouve dans une position oblique, en ce sens que son attache supérieure est placée plus en dedans que son attache inférieure; elle fait par conséquent avec la lame basilaire un angle aigu (ouvert en dedans, vers l'axe du limaçon), que je trouve plus grand que celui que fait avec la même lame le pilier externe.

Il y a trois rangées de cellules de Corti, autant que de ronds de la lame réticulée. Comme ceux-ci, ces cellules ne sont pas placées l'une derrière l'autre, mais forment des quinconces. Il en est de même pour leurs insertions sur la zone striée; on y voit même encore quelquefois de petits fragments de ces prolongements en trois rangées alternantes, quand tout le reste des cellules a disparu (voyez la figure 10 de l'ouvrage de Deiters).

Le corps de la cellule est cylindrique.

§ 15.— **Les cellules de Deiters.**

Les cellules de Deiters (fig. 20, 21) se trouvent entremêlées avec celles de Corti et s'étendent obliquement de la lame réticulée vers la lame basilaire comme celles-ci. Mais elles diffèrent par plusieurs points des cellules de Corti. La cellule de Deiters se termine, en haut et en bas, par un prolongement filiforme; le fil supérieur s'insère à la face inférieure d'une phalange et semble faire corps avec elle (fig. 20; voyez l'explication de la figure), le fil inférieur se confond, d'après Deiters, avec le prolongement d'une cellule de Corti.

§ 16. — **Les cellules de Claudius.**

Voici ce que les auteurs disent des cellules de Claudius :

« Elles sont sphériques et possèdent des noyaux relativement » assez petits. Entassées les unes sur les autres, elles forment » deux bandes, l'une à l'intérieur de l'arcade de Corti (*cellules intérieures de Claudius*), l'autre à l'extérieur des cellules de Corti » et de Deiters (*cellules extérieures de Claudius*). »

L'étude de ces cellules soulève bien des controverses ; d'après quelques auteurs, elles ne seraient autre chose que de l'épithélium pavimenteux soumis à l'action d'un liquide de peu de concentration et gonflé par un travail endosmotique. Mais j'ai eu beau soumettre ces cellules à l'action d'un liquide très-étendu d'eau ou d'une solution excessivement concentrée, jamais je n'ai pu leur trouver d'autres formes que la forme plus ou moins sphérique. Mais il y a plus. Quelques coupes m'ont montré que les cellules externes de Claudius, touchant à l'épithélium pavimenteux de la zone striée composée de cellules plates et anguleuses, deviennent de plus en plus basses de dedans en dehors et ressemblent enfin à ces dernières. Il faut avouer pourtant que l'étude de ces cellules présente bien des difficultés.

Voici les résultats de mes propres recherches :

A. Les cellules internes de Claudius.

Une des principales questions que soulève cette étude, si riche en problèmes, est de savoir quel est le contenu d'un canal qui reconnaît pour limites : en dedans, le sillon spiral interne; en dehors, les piliers internes de l'arcade de Corti ; en haut, la membrane de Corti, et en bas la lèvre tympanique. Voici ce que mes recherches m'ont appris à ce sujet : j'ai trouvé des résultats différents selon que j'examinais ces parties chez un animal ou un embryon humain d'une part, et chez un enfant ou un adulte d'autre part. Je ne fais que mentionner ici l'organe de Kölliker, singulier bourrelet de cellules que cette partie porte dans les premiers stades de la vie intra-utérine, et que j'ai décrit dans mes *Etudes sur les membranes et les canaux du limaçon* (*Gaz. hebdom.*, 1864), et en allemand dans les *Archives d'otologie*.

Voici d'abord ce que je trouve chez les *embryons des animaux et de l'homme* (d'un stade déjà avancé) et *chez des animaux après leur naissance*. Le canal décrit plus haut est entièrement rempli des cellules de Claudius, entassées irrégulièrement les unes sur les autres, et touchant d'un côté au sillon spiral interne, de l'autre aux piliers internes des arcades de Corti. Elles sont étayées par un tissu réticulé très-difficile à étudier, duquel Deiters a donné la première description. Ce sont des fibrilles croisées dans tous les sens (fig. 19, 17), munies çà et là de renflements que Deiters croit être des cellules, mais auxquelles je n'ai pu trouver ni enveloppes ni noyaux. Les cellules du sommet (p. 58) envoient leurs appendices dans l'intérieur de ce canal. Ces prolongements filiformes semblent se joindre aux cellules de Claudius, et j'ai vu en effet qu'une de celles-ci, accolée au pilier interne, envoyait un prolongement très-fin qui montait vers une des cellules du sommet et ressemblait absolument aux appendices de celles-ci.

Je trouve des rapports différents dans le limaçon de l'*enfant* (fig. 20); ici plus de cellules de Claudius; il ne reste qu'un épithélium pavimenteux très-plat (*ibid.*, 8), qui tapisse exactement le sillon spiral interne et la lèvre tympanique. En approchant de l'arcade, les cellules deviennent plus hautes (ce que Bœttcher a déjà vu), et celles qui touchent aux piliers internes ont plutôt les caractères des cellules cylindriques (*ibid.*, 9), c'est-à-dire leur hauteur est très-supérieure à leur largeur. Il me semble que la grande cellule qui s'applique au pilier interne n'est autre chose que la cellule de Claudius que nous avons vue chez l'embryon accolée au même pilier et touchant comme celle-ci à la cellule du sommet.

B. Les cellules externes de Claudius.

Les opinions les plus diverses ont été émises sur la nature, voire même sur l'existence des cellules externes de Claudius, et ce fait s'explique facilement quand on tient compte des difficultés que présente l'examen de ces parties, difficultés insurmontables quand on s'en tient à l'étude exclusive des vues de face.

M. Hensen, qui, seul jusqu'ici, a fait de bonnes coupes de l'organe de Corti, est aussi le seul observateur qui ait obtenu des images correctes de ces parties ; mais, bien qu'il ait vu juste, l'interprétation qu'il donne de ce qu'il a vu demande, ce me semble, à être rectifiée comme je l'exposerai tout à l'heure.

Les cellules externes de Claudius sont, d'après les auteurs, plusieurs rangées de belles cellules sphériques remplissant plus ou moins exactement l'espace contenu entre le sillon spiral externe, la zone striée, les cellules de Corti et de Deiters, et la membrane de Corti. Ces cellules externes n'entreraient pas en rapport avec celles de Corti et de Deiters.

Deiters fait un pas en avant ; il décrit déjà des cellules de cette espèce adhérant aux prolongements des cellules de Corti d'une part, et aux parties terminales de la lame réticulée de l'autre.

M. Hensen décrit enfin une bande de plusieurs rangées de cellules *faisant corps avec l'organe de Corti*, et se continuant, à l'extérieur, avec l'épithélium de la lame basilaire. Mais les idées de ses prédécesseurs, qui tous cherchaient les cellules externes de Claudius en dehors de l'organe de Corti, ont encore une influence telle sur M. Hensen, qu'il déclare qu'il ne faut pas confondre ces cellules, qu'il appelle *cellules de soutien ou d'appui*, « Stuetzzellen », avec celles de Claudius, lesquelles au contraire ne seraient autre chose que l'épithélium pavimenteux de la zone striée (*loc. cit.*, p. 500 et 504).

Des coupes très-réussies, faites sur des limaçons d'enfants nouveau-nés, me permettent de présenter ces rapports sous un jour nouveau, et d'en donner une description que je crois définitive. Je possédais depuis longtemps des préparations dans lesquelles se trouvaient de longues bandes composées d'une agglomération de cellules sphériques, auxquelles des tiges filiformes adhéraient d'un côté, tandis que les cellules qui limitaient le côté opposé avaient leurs surfaces libres aplaties. Les coupes citées plus haut m'ont fait comprendre que ce que j'avais eu devant moi était tout simplement le bourrelet des cellules externes de Claudius détaché en bloc sur une grande étendue. Les cellules isolées des auteurs doivent leur position aux manœuvres de la dissection qui, en désagrégeant l'organe de Corti, les ont soustraites à leurs attaches naturelles.

Coupé dans la direction radiaire, l'organe de Corti ne présente pas l'aspect éparpillé que lui prêtait encore Deiters (voyez son dessin publié dans l'ouvrage de M. Helmholtz), mais il constitue une masse compacte et bien délimitée, contenue en dedans par les piliers internes, en bas par la lame basilaire, et des autres côtés par la lame réticulée. Un paquet compacte de cellules remplit l'espace circonscrit par ces deux dernières lames et les cellules de Corti et de Deiters; ce *sont, selon mes recherches, les cellules externes de Claudius*, « cellules d'appui » de Hensen, qui représentent comme les cellules de Claudius l'épithéliumde la zone striée (voyez plus haut).

Ce bourrelet de cellules devient d'abord plus épais vers l'extérieur, mais s'amincit bientôt et ne consiste finalement qu'en une couche simple de cellules; cette couche même décroît en hauteur de dedans en dehors, de sorte que ses dernières cellules ressemblent de plus en plus à l'épithélium de la zone striée qui leur fait suite sans qu'il y ait discontinuité (voyez plus haut).

Voici la composition du bourrelet même :

Les cellules qui avoisinent l'intérieur de l'organe de Corti chez les animaux sont petites, légèrement plates et un peu allongées; puis viennent les belles cellules sphériques que l'on connaît depuis longtemps à l'état isolé ; celles enfin que le bourrelet présente en haut et à l'extérieur, sont aplaties sur leurs faces libres et là où elles touchent l'une à l'autre.

Des coupes du limaçon humain me semblent indiquer que plusieurs cellules situées vers l'extérieur et en haut (fig. 20, 22) aboutissent en bas à une tige commune (*ibid.*, 24) qui les attache à la lame basilaire.

Voilà, je crois, la solution définitive de la question si longtemps agitée des cellules externes de Claudius.

§ 17. — L'intérieur des arcades de Corti.

C'est à tort que l'on représente l'intérieur des arcades comme peu garni ou même comme vide; cet espace est, au contraire, entièrement rempli. Comme Deiters, j'y trouve un échafaudage de grandes cellules (fig. 20, 29) très-délicates et très-difficiles à étudier. Sur les coupes, on en voit toujours 3 ou 4, dont 2 touchent aux cellules basilaires. D'après cet auteur, elles seraient étayées par un réseau de fibres partant surtout de certains prolongements que les bouts basilaires des piliers intérieurs envoient dans l'intérieur de l'arcade. J'ai vu, en effet, sur une coupe de l'organe de Corti d'un enfant, un prolongement d'un pilier interne finir en se dissolvant dans un faisceau de fibrilles excessivement fines.

Les cellules basilaires possèdent des prolongements qui m'ont semblé réunir entre elles les cellules externes et les cellules internes (fig. 20).

L'intérieur des arcades contient, en outre, des fibrilles nerveuses radiaires (fig. 20, 13) et certains faisceaux de fibrilles nerveuses à parcours spiral, dont M. Hensen a dessiné les coupes. N'aurait-il pas pris pour des coupes de ces faisceaux les cellules qui, selon Deiters et moi, tapissent l'intérieur de l'arcade ?

§ 18. — Les rapports du nerf cochléen avec l'organe de Corti.

L'ouverture supérieure de chaque canalicule nerveux de la lèvre tympanique (fig. 20, 12; 6, 5 et 7, 6) donne issue à un petit faisceau de fibrilles nerveuses variqueuses, c'est-à-dire de filaments nerveux excessivement fins garnis de renflements sphériques ou allongés qui leur donnent un aspect moniliforme (voyez fig. 21 et 22). Ces fibrilles cheminent en sens radiaire, et atteignent, en sortant des canalicules, les piliers internes des arcades de Corti.

Mais il y a, en outre, sur la lame spirale des fibrilles nerveuses qui suivent un parcours tout différent en ce qu'elles marchent le long du canal de la lame spirale, tandis que les fibrilles décrites plus haut sont des continuations directes des fibres à doubles contours contenues dans la lame spirale osseuse, et conservent la direction radiaire de celle-ci. Nous nommerons celles-là les *fibrilles à parcours radiaire ou fibrilles radiaires, et celles-ci les fibrilles à parcours spiral ou fibrilles spirales* (cette dénomination évitera la confusion qui existe dans la nomenclature allemande de ces parties, où M. Kölliker appelle fibres longitudinales celles que Deiters nommait fibres transversales et *vice versâ*). Nous traiterons d'abord des fibres radiaires.

1. Fibrilles nerveuses à parcours radiaire.

Les auteurs qui ont traité des fibrilles radiaires après Deiters, n'ont rien ajouté à l'excellente description que cet auteur en a donnée. D'après lui, une partie des fibrilles continue à marcher dans la direction primitive, et monte le long des faces supérieures des piliers internes, tandis que les autres passent par d'étroites fentes entre les piliers (fig. 23), et parviennent ainsi dans l'intérieur des arcades. Ayant longtemps étudié cette partie difficile, j'ai été assez heureux pour trouver les *données nouvelles* suivantes : *Il y a là quatre espèces de fibrilles radiaires :* 1° des fibrilles qui, décrivant un arc plus ou moins petit, entrent tout de suite dans l'intérieur de l'arcade, et se recourbent vers la lame basilaire pour aller joindre un corpuscule (cellule?) situé au milieu entre la cellule basilaire interne et la cellule basilaire externe; 2° d'autres fibrilles qui entrent dans l'intérieur de l'arcade par les mêmes fentes entre les piliers internes, mais qui, décrivant un arc à plus grand rayon (tous ces arcs ont la concavité en bas), y pénètrent plus haut que les fibrilles n° 1. Elles se dirigent ensuite vers le sommet de l'intérieur de l'arcade, et y atteignent un corpuscule situé juste au-dessous de la réunion des deux piliers (cellule ou coupe d'un faisceau spiral, Hensen?); 3° d'autres fibrilles qui partent des corpuscules où finissent les fibrilles n° 1, se portent en haut, et quittent l'arcade à mi-hauteur de celle-ci en passant entre les piliers externes. Elles me semblent aboutir à la lame réticulée ou aux cellules qui lui adhèrent.

J'ai vu en outre une quatrième sorte de fibrilles qui se recourbent en arrière vers le sillon spiral interne et cheminent dans ce sens. Je voudrais appeler ces dernières fibrilles : *fibrilles récurrentes.*

Il m'a semblé que les fibrilles se *ramifient;* ainsi, j'ai cru voir des branches des fibrilles n° 1 qui rejoignaient les cellules basilaires internes.

On étudie depuis longtemps la question des *terminaisons de ces fibrilles.* Ce point est de la plus haute importance pour la physiologie du limaçon, et celui qui arriverait à des résultats positifs réaliserait un des plus grands progrès possibles en cette matière ; mais il faut avouer que jusqu'ici nous sommes bien loin de ce but. Je viens de dire qu'on voit des fibrilles atteindre les cellules basilaires, et j'en ai vu d'autres qui paraissaient rejoindre les cellules du sommet; mais il est évident que, au moins, les fibrilles radiaires ne finissent pas toutes ainsi, puisque j'en ai poursuivi quelques-unes entre les cellules de Corti et de Deiters et jusque dans la lame réticulée. J'en ai même aperçu une dans les dernières cellules externes de Claudius, là où elles ressemblent déjà à l'épithélium qui leur fait suite (fig. 20, 27).

La figure 22 représente un corpuscule dépourvu de structure que j'ai trouvé adhérant au pilier externe, et duquel partaient de tous les côtés des fibrilles variqueuses fines (voyez l'explication de la figure 22).

2. Fibrilles nerveuses à parcours spiral.

Tandis qu'on a beaucoup de peine à étudier les fibrilles spirales chez les animaux, je les trouve excessivement faciles à étudier chez l'homme, où elles me semblent plus nombreuses et réunies en faisceaux plus forts. Elles y paraissent également plus résistantes.

Ces fibrilles se trouvent réunies en plusieurs *faisceaux* qui sont placés :

1. Dans l'intérieur de l'arcade de Corti :
   a. Contre les piliers internes vers leur milieu.
   b. Au-dessous du sommet de l'arcade, là où les piliers internes et les piliers externes s'unissent.
   c. Contre les piliers externes au-dessus de leurs extrémités basilaires.
2. A l'extérieur de l'arcade de Corti, M. Kölliker décrit trois faisceaux extérieurs chez le *chat* :
   a. Entre le milieu des piliers externes et la première rangée des cellules de Corti.
   b. Entre la première et la deuxième rangée de ces cellules.
   c. Entre leur deuxième et leur troisième rangée (ou plutôt entre leurs prolongements).

Je trouve surtout les faisceaux *a* et *c* du numéro 1 et *a* du numéro 2 très-développés dans le limaçon humain ; j'y vois, en outre, un beau faisceau sur le milieu des faces externes des piliers externes.

Les faisceaux à parcours spiral se composent chacun d'un grand nombre de fibrilles variqueuses réunies entre elles par de rares branches. M. Hensen (*loc. cit.*, p. 508) n'a pas pu constater que les faisceaux se composent de fibrilles ; leur aspect lui rappelait au contraire la couche moléculaire de la rétine, et il représente comme les coupes de ces faisceaux contenus dans l'intérieur de l'arcade ce que nous croyons être des cellules (voyez pages 66 et 67).

Pour ce qui regarde l'*origine des fibres spirales*, on trouve bien par-ci par-là des fibrilles radiaires qui plongent dans un faisceau spiral, et se courbent de façon à continuer en sens spiral, ou bien se terminent en s'attachant à une fibrille spirale ; mais il n'est rien moins que sûr que toutes les fibrilles spirales naissent de cette sorte, et il faudra étudier soigneusement le commencement et la fin du canal cochléen pour trancher cette question.

§ 19. — Considérations générales sur l'organe de Corti.

1. De l'échafaudage de l'organe de Corti.

Le paragraphe consacré à l'étude des cellules internes de Claudius renferme une description des parties situées entre le sillon spiral interne et les piliers internes, parties qu'il était avantageux de traiter à cet endroit-là ; un paragraphe spécial contient une étude sur l'intérieur de l'arcade de Corti ; il ne nous reste donc qu'à nous occuper des parties de l'organe de Corti placées en dehors des piliers externes, tout en renvoyant pour la plupart des détails aux pages consacrées à la description des cellules externes de Claudius.

Je parlerai d'abord d'une particularité qui m'a beaucoup frappé et sur laquelle je voudrais diriger l'attention, c'est le *rapport de l'arcade avec l'ensemble de l'organe de Corti.* Tandis que jusqu'ici on regardait l'arcade comme le principal constituant de l'organe de Corti, des coupes montrent qu'en réalité elle disparaît presque dans l'ensemble de parties qui composent celui-ci et n'en occupe qu'à peu près la sixième partie ! L'erreur provient de ce que les piliers, qui sont de beaucoup la partie la plus résistante de tout l'organe de Corti, se trouvent encore dans les préparations où la dissection ou la décomposition ont fait disparaître le reste : les rencontrant toujours, on les a pris pour la partie la plus importante de tout l'ensemble.

Les coupes m'ont fait reconnaître ensuite plusieurs particularités concernant la *lame réticulée :* d'abord, cette pellicule (voy. fig. 20) n'est pas aussi mince qu'on se plaît à la représenter ; elle est au contraire relativement épaisse, et forme une enveloppe qui paraît assez solide, et qui recouvre toutes les cellules qui constituent la partie extérieure de l'organe de Corti.

Ceci m'amène à donner enfin les résultats de mes recherches sur la *terminaison extérieure de la lame réticulée.* L'extrémité externe de la dernière phalange n'est pas toujours délimitée comme les auteurs l'affirment, mais elle se continue, chez quelques animaux, sans limite aucune dans la dernière partie de la lame réticulée. Cette partie présente des dessins rectangulaires (fig. 19, 13), et couvre les cellules externes de Claudius. D'après Deiters, des quadrilatères remplis de membranes viendraient après les dernières phalanges, et la lame se terminerait finalement par des fils faisant partie d'un réseau de fibres qui étaye les cellules de Claudius. D'après mes coupes, il me semble qu'il y a là des lamelles fines (fig. 20, 23) dans lesquelles se divise la partie externe de la lame réticulée et qui descendent pour se fixer sur la lame basilaire (*ibid.*) tout en formant des cloisons pour les cellules de Claudius. La lame réticulée ne reste pas partout parallèle à la lame basilaire comme l'affirme Deiters, mais, adhérant au bourrelet de cellules externes de Claudius, elle doit monter et ensuite descendre avec lui (voy. fig. 20).

Une préparation du lapin m'a présenté un phénomène curieux : la lame réticulée y était vue de face, et l'on distinguait parfaitement les cellules de Corti, des faces supérieures desquelles partaient des corps minces et allongés qui donnaient issue à des prolongements filiformes ; ces fils semblaient cheminer le long des contours des cellules de Claudius.

2. L'organe de Corti dans les différentes parties du limaçon.

Voici les données que M. Corti a fournies concernant les dimensions des piliers dans différents tours du limaçon.

Les piliers internes mesurent en longueur :

0,030 millimètres dans le premier et le deuxième tour, et 0,034 dans le troisième.

Les piliers externes mesurent en longueur :

0,045 — 0,049 dans le premier tour ; 0,054 — 0,058 dans le deuxième, et 0,069 dans le troisième.

D'après M. Hensen, les deux piliers ont une longueur égale (0,048) à la base du limaçon. Au sommet, le pilier interne mesure 0,055, l'externe 0,098.

L'arcade de Corti, mesurée du commencement de l'extrémité

inférieure du pilier interne jusqu'à la fin de l'extrémité inférieure du pilier externe, donne 0,019 millimètres à la base et 0,085 au sommet du limaçon.

Deiters trouve l'arcade plus escarpée chez les animaux jeunes que chez les adultes.

3. L'organe de Corti chez l'homme et chez les animaux.

L'organe de Corti me semble être beaucoup plus résistant et plus élastique chez l'homme que chez les animaux. Il me semble, en outre, que les arcades tiennent plus fortement l'une à l'autre chez l'homme que chez ceux-ci. (Voyez, en outre, p. 60.)

CHAPITRE VI

DE LA PHYSIOLOGIE DU LIMAÇON.

L'oreille humaine possède la faculté de distinguer des sons de différente hauteur, non-seulement lorsqu'ils sont émis l'un après l'autre, mais aussi quand on les produit ensemble, par exemple dans un accord musical. Dans ce cas, les systèmes de vibrations qui sont propres à chacun des sons se combinent à un seul système d'ondes sonores qui est transmis finalement au labyrinthe par les appareils conducteurs de l'oreille moyenne (membrane du tympan et chaîne des osselets). De quelle façon l'oreille décompose-t-elle en ses sons primitifs le produit du mélange acoustique? Et quelle est la partie qui préside à cette analyse? Tâchons d'abord de résoudre le premier de ces deux problèmes!

La physique nous offre un excellent moyen pour décomposer une combinaison de sons, la *résonnance*, faculté que possèdent certains appareils (naturels ou artificiels) d'entrer en vibration sonore aussitôt qu'un certain son les frappe, et de rester muets au contraire quand on produit d'autres sons. Les cordes du violon ou du piano, par exemple, sont des appareils de cette nature; découvrez l'intérieur d'un piano, et chantez une des notes qu'il contient, et vous constaterez aussitôt que la corde correspondante du piano vibre à l'unisson avec la note que vous avez émise. Lorsque c'est une sonorité composée de plusieurs sons qui frappe les cordes, toutes celles qui correspondent à ces sons vibreront.

Les résonnateurs de M. Helmholtz sont d'autres appareils de cette nature ; ce sont des boules creuses ouvertes par deux bouts et contenant un volume d'air tel que, lorsqu'on souffle dans une des ouvertures, il se produit un son déterminé. Mettez un des bouts de l'instrument dans l'oreille, et chaque fois que le son qui lui es propre sera émis isolément ou qu'une sonorité composée le contiendra, votre oreille le percevra avec une grande netteté, renforcé qu'il est par les vibrations de l'appareil acoustique que constituent la masse d'air du globe résonnateur et votre tympan.

Reprenons le premier de ces exemples, et figurons-nous chacune des cordes d'un piano mise en rapport avec une fibre du nerf acoustique, de sorte que celle-ci avertisse le cerveau chaque fois que la corde vibre avec le son qui lui est propre, et nous posséderons alors un appareil qui nous fera distinguer les sons émis isolément et qui, en outre, décomposera un mélange de plusieurs sons en ses éléments primitifs.

Il nous reste à rechercher la partie de l'oreille humaine dont la disposition pourrait nous faire supposer qu'elle joue en effet le rôle que nous venons de faire jouer à cet appareil imaginaire. Déjà longtemps avant les découvertes surprenantes de Corti, des savants ont attribué ce rôle au *limaçon*. Les nombreux filaments nerveux étalés le long de la lame spirale leur semblaient autant de cordes microscopiques destinées à vibrer chacune avec un son déterminé et de transmettre au centre nerveux la sensation particulière de celui-ci.

D'autres physiologistes ont repoussé cette hypothèse ; c'était une façon par trop brutale, selon eux, d'expliquer une opération physiologique si délicate !

Plus tard, lorsque Corti et autres révélèrent le merveilleux appareil de la lame basilaire, la ressemblance qu'offrent surtout les piliers internes avec les touches d'un piano (page 54), frappa l'imagination des observateurs, et les porta à attribuer à l'organe de Corti la fonction que nous venons d'exposer.

Enfin, *M. Helmholtz* est venu profiter des travaux importants de Deiters pour fonder sur les données acquises jusqu'alors une nouvelle hypothèse reposant, comme l'ancienne, sur le principe de la résonnance, mais basée par son auteur sur de profondes études d'acoustique, et motivée par lui avec le génie scientifique qui imprime un cachet incomparable à tous les travaux de l'illustre physiologiste (voyez les détails dans son ouvrage sur « *La théorie physiologique de la musique*, etc. »; traduit récemment de l'allemand par MM. Guéroult et Wolff).

D'après M. Helmholtz, chaque pilier externe est une corde tendue par le pilier interne qui fait office d'un chevalet. Chacune de ces cordes (M. Kölliker en compte à peu près 3000 dans le limaçon) résonne lorsqu'un certain son lui est transmis par des ondes sonores traversant l'endolymphe ou les parties osseuses de la tête. Les vibrations du pilier excitent à leur tour la fibre nerveuse qui lui adhère, et qui transmet finalement la sensation particulière au cerveau. Chaque son serait ainsi perçu à l'aide d'une fibre nerveuse à lui propre, soit qu'il se produise isolément, soit qu'il fasse partie d'une sonorité composée.

L'espace restreint de ce mémoire me défend, à mon grand regret, d'entrer dans les développements nécessaires pour exposer toute la théorie de M. Helmholtz, surtout la façon ingénieuse dont il explique la nature du timbre et sa perception à l'aide d'une décomposition opérée également par l'appareil du limaçon. On trouvera tous ces détails dans l'ouvrage cité plus haut.

L'hypothèse de M. Helmholtz a été adoptée presque généralement en Allemagne ; non-seulement les musiciens et les physiologistes s'en sont emparés ; mais ceux qui étudient la pathologie de l'oreille ont cherché, eux aussi, à l'utiliser. Il y a un phénomène très-curieux qui s'observe dans certains cas d'affections de l'organe auditif : certains sons de l'échelle musicale ne sont pas perçus du tout par le malade, ou l'oreille malade les fausse ; ainsi j'ai soigné (et guéri) une cantatrice qui, depuis le commencement de sa maladie, entendait tous les sons musicaux un demi-ton plus haut d'une oreille que de l'autre, et que la cacophonie résultant de cette infirmité désolait. Les auteurs qui ont publié des cas analogues parlent d'une « paralysie partielle de l'organe de Corti » ou le supposent « faussé ».

L'hypothèse de M. Helmholtz est excessivement séduisante, et il est difficile de se soustraire à l'influence qu'elle exerce sur notre manière d'envisager cette matière ; qu'il me soit permis cependant de manifester quelques scrupules, que de longues études sur les parties en question m'ont suggérés, et qui me forcent à n'accepter cette hypothèse que « sous bénéfice d'inventaire ».

Le pilier externe est tellement entouré et serré de près par des parties relativement considérables (par exemple, les cellules qui remplissent l'intérieur de l'arcade de Corti), que j'ai beaucoup de peine à me le représenter comme une corde vibrant librement comme le suppose M. Helmholtz. S'il croit ensuite que le pilier interne fait l'office d'un chevalet près de cette corde, il ne faut pas oublier qu'un pilier externe ne correspond pas à un seul et même pilier interne, mais que chaque pilier externe est en contact intime avec deux ou trois piliers internes !

EXPLICATION DES PLANCHES.

PLANCHE I.

FIG. 1. Coupe verticale du limaçon d'un embryon de cochon. L'embryon avait 8 centimètres de longueur. Grossissement, 12.

A. Base du limaçon.
B. Sommet du limaçon.
C. Premières traces d'ossification : le reste du limaçon est encore tout cartilagineux.
D. Entrée du nerf cochléen.
E. Parties de la lame des contours qui séparent les tours l'un de l'autre.
F. Rampe vestibulaire.
G. Rampe tympanique.
H. Tronc du nerf cochléen se divisant en plusieurs branches (*a*, *a*.).
I,I. Section du premier tour.
K,K. Section du deuxième tour.
L,L. Section du troisième tour.
M. Section du quatrième demi-tour.
a,*a*. Branches qui entrent dans :
b,*b*. Le ganglion spinal.
1. Canal que j'ai découvert.
2. Canal de la lame spirale.
3. Bandelette sillonnée (protubérance de Huschke).
4. Membrane de Reissner.
5. Membrane de Corti.
6. Lame basilaire.
7. Ligament spiral.
8. Bande vasculaire.
9. Bourrelet épithélial de Kölliker.
10. Organe de Corti (peu développé).
11. Sillon spiral externe tapissé par une couche d'épithélium.
12. Bourrelet du ligament spiral.
13. Insertion de la membrane de Reissner ; à droite le ligament spiral (7), à gauche la partie qui formera plus tard le périoste interne de la rampe vestibulaire.
14. Sillon spiral interne.
15. Lèvre tympanique de la bandelette sillonnée (3).

FIG. 2. Section verticale d'un tour de limaçon d'un *chat* nouveau-né. On a enlevé des parties de la paroi des rampes, en haut et en bas. De même l'axe (noyau) n'est conservé qu'en partie. Grossissement, 70.

A. Partie de l'axe (osseux).

B. Partie de la paroi externe osseuse du limaçon.
C. Lame spirale osseuse.
D. Lame spirale molle.
E. Lame des contours séparant deux tours l'un de l'autre.
F. Rampe vestibulaire. (Les membranes de Reissner et de Corti sont supprimées de même que tout ce qui se trouve sur la lame spirale molle et sur la lèvre tympanique.)
1,1,1. Lamelles de l'axe réunies entre elles çà et là par des brides osseuses.
2. Lamelle supérieure de la lame spirale osseuse.
3. Lamelle inférieure de la lame spirale osseuse.
4. Partie du nerf cochléen montant dans le canal de l'axe, canal fermé au dehors par :
5. La paroi externe de l'axe.
6. Ganglion spiral dans le canal spiral.
7. Trous par lesquels le nerf entre dans le canal spiral.
8. Canal entre les deux couches de la lamelle supérieure de la lame spirale osseuse.
9. Différents canaux de la substance osseuse contenant des vaisseaux sanguins.
10. Plaque supérieure de la lame des contours.
11. Plaque inférieure de la même lame. D'après mes observations, cette lame consiste en deux plaques renfermant :
12. Une cavité remplie de vaisseaux et de tissu conjonctif.
13. Périoste de la lamelle supérieure osseuse.
14. Bandelette sillonnée.
15. Ses dents.
16. Sillon spiral interne.
17. Lèvre tympanique de la bandelette sillonnée (14).
18. Zone lisse de la lame basilaire.
19. Canalicule nerveux.
20. Nerf dans la lame spirale osseuse.
21. Tissu qui le recouvre au dehors.
22. Vaisseau spiral.
23. Périoste de la lamelle osseuse inférieure.
24. Zone striée de la lame basilaire.
25. Insertion de la lame basilaire au :
26. Ligament spiral.
27. Sillon spiral externe.
28. Bourrelet du ligament spiral.
30. Bande vasculaire qui s'est détachée du ligament spiral dans sa plus grande partie.
31. Corpuscules de la première couche.
32. Corpuscules stratifiés.
33. Trous par lesquels le nerf passe entre les deux lamelles de la lame spirale osseuse.

FIG. 3. La bandelette sillonnée du premier tour prise sur l'embryon d'un cochon de 8 centimètres de longueur dont le limaçon entier est représenté dans la figure 1. Grossissement, 108.

1. Stratum conjonctif.
2. Commencement de la lèvre tympanique.
3. Stratum épithélial (cellules cylindriques avec leurs noyaux).
4. Commencement de la membrane de Reissner.
5. Tissu conjonctif formant plus tard le périoste de la lamelle supérieure de la lame spirale osseuse.
6. Dents.

FIG. 4. Même partie que celle que représente la figure 3, mais d'un embryon de cochon plus avancé en âge, de 17 centimètres de longueur et dont le limaçon était déjà complétement ossifié. Grossissement, 108.

1 à 5. Comme dans la figure 3.

6 et 7. Lame spirale osseuse contenant le nerf. (Ces détails ne sont pas exprimés dans la figure.)

8. Corpuscules du stratum conjonctif.
9. Coupe d'un vaisseau capillaire.
10. Crochet (dents).

PLANCHE II.

FIG. 5. Coupe verticale de la bandelette sillonnée prise sur un embryon humain du cinquième mois. Grossissement, 900.

1. Lamelle supérieure de la lame spirale osseuse.
2. Lamelle inférieure de la lame spirale osseuse.
3. Bride osseuse unissant ces deux lamelles.
4. Point où les bords extérieurs des deux lamelles se soudent.
5. Nerf cochléen.
6. Périoste de la lamelle osseuse supérieure.
7. Naissance de la membrane de Reissner.
8. Stratum conjonctif de la bande sillonnée.
9. Stratum épithélial de la bande sillonnée.
10. Saillies du stratum épithélial.
11. Dents de la bande sillonnée.
12. Couche supérieure des fibres venant du périoste.
13. Leur couche moyenne.
14. Leur couche inférieure.
15. Lèvre tympanique.
16. Sillon spiral interne.
17. Fibres venant du commencement de la lèvre tympanique et entrant dans un tissu qui enveloppe les fibres nerveuses en y formant :
18. Des anses et se joignant à d'autres fibres venant d'un :
19. Tissu qui recouvre le nerf en bas.
20. Cellules du stratum conjonctif.

21. Corpuscules déposés dans les fentes qui séparent les saillies.
22. Ces fentes.
23. Cellules du périoste.
24. Dentelures fines.

FIG. 6. La lèvre tympanique de la bande sillonnée avec la terminaison du faisceau nerveux et le commencement de la zone lisse de la lame basilaire, prise sur le même embryon que fig. 5. Grossissement, 400.

1. Lèvre tympanique de la bandelette sillonnée.
2. Fibres qui de là vont au :
3. Tissu qui enveloppe le nerf.
4. Faisceau nerveux fortement rétréci à cet endroit.
5. Canalicule nerveux.
6. Partie de ce canalicule qui continue sous la lèvre tympanique.
7. Paroi externe,
8. Paroi interne de cette partie.
9. Septum du canalicule.
10. Paroi interne,
11. Paroi externe de la partie supérieure du canalicule.
12. Zone lisse de la lame basilaire.
13. Vaisseau spiral.
14. Corpuscules sous la zone lisse.

FIG. 7. Vue de face de la bandelette sillonnée (partie externe), de la lèvre tympanique et de la lame basilaire d'un jeune chien. Grossissement, 600.

A. Bandelette sillonnée vue d'en haut.
1. Saillies de la bandelette (*a*) vers l'intérieur et (*b*) vers son bord externe.
2. Fossettes qui séparent les saillies.
3. Bord externe de la bande (dents).
4. Limite interne du sillon spiral interne vue à travers les dents.
B. Lèvre tympanique.
5. Dernières ramifications des faisceaux nerveux.
6. Trou supérieur des canalicules nerveux (on en voit sortir les fibres variqueuses très-fines).
7. Vaisseau spiral.
C. Zone lisse de la lame basilaire.
8. Corpuscules fusiformes qui se trouvent au-dessous d'elle.
9. Corpuscules ronds.
10. Une partie de la lame qui est dépourvue de dessins, d'après mes observations.
D. Zone striée.
11. Corpuscules qui se trouvent au-dessus d'elle.
12. Épithélium.
13. Bord externe de la lame basilaire.

PLANCHE III.

FIG. 8. Le pilier interne de l'arcade de Corti, vu de profil (grossissement très-fort).

1. Corps du pilier interne.
2. Extrémité supérieure du pilier.
3. Extrémité inférieure du pilier.
4. Plaque du pilier.
5. Face interne du pilier.
6. Face externe du pilier.
7. Face externe de son extrémité supérieure.
8. Face interne de l'extrémité supérieure.
9. Arête supérieure et interne.
10. Arête inférieure et externe de l'extrémité supérieure.
11. Bord libre de la plaque (4).
12. Arête inférieure et externe.
13. Arête inférieure et interne.
14. Face supérieure de l'extrémité supérieure.

FIG. 9. Cinq piliers internes des arcades de Corti dans leur réunion naturelle, vus par leurs faces internes (grossissement moyen).

1. Corps des piliers.
2. Bords inférieurs des piliers.
3. Extrémités supérieures des piliers.
4. Plaques des piliers.
5. Bords latéraux des piliers.
6. Bords externes des plaques.

FIG. 10. Les extrémités supérieures de quatre piliers internes des arcades de Corti dans leur réunion naturelle, vues par leurs faces externes (grossissement moyen).

1. Extrémités supérieures vues par leurs faces externes.
2. Plaques des piliers vues par leurs faces externes.
3. Arêtes supérieures et externes.

FIG. 11. Le pilier externe de l'arcade de Corti, vu de profil (grossissement très-fort).

1. Corps du pilier externe.
2. Extrémité supérieure du pilier.
3. Extrémité inférieure.
4. Apophyse pointue.
5. Face interne du pilier.
6. Face externe.

7-10. Extrémité supérieure.
7. Face interne, de l'extrémité supérieure.
8. Face externe —
9. Face inférieure —
10. Face supérieure —
11. Arête inférieure et externe.
12. Arête inférieure et interne.
13. Cellule basilaire adhérant à l'extrémité inférieure du pilier.
14. Noyau de cette cellule.
15. Prolongement filiforme de cette cellule.

Fig. 12. Le pilier externe de l'arcade de Corti, vu de dehors et un peu de côté.
1 à 4. Comme dans la figure 11.
5. Face externe du corps du pilier.
6. Face externe de son extrémité supérieure.
7. Face supérieure de l'extrémité supérieure.
8. Face latérale — —
9. Bord extérieur — —
10-10. Bords latéraux — —
11. Bout externe de l'apophyse pointue.
12. Bords latéraux de l'extrémité inférieure.
13. Bord externe — —

Fig. 13. L'extrémité supérieure d'un pilier externe, vue d'en haut et un peu de côté.
1. Extrémité supérieure du pilier externe.
2. Son apophyse pointue.
3. Face supérieure de l'extrémité.
4. Face supérieure de l'apophyse.
5. Face latérale de l'extrémité.
6. L'autre face latérale vue à travers la substance de l'extrémité.
7. Bout élargi de l'apophyse.

Fig. 14. Un pilier externe de l'arcade de Corti (l'extrémité supérieure manque).
1. Corps du pilier.
2. Extrémité inférieure.
3. Partie du bord libre de cette extrémité.
4. Complément de ce bord visible à travers l'extrémité inférieure.
5. Cellule basilaire externe avec noyau et nucléole.

Fig. 15. Moitié inférieure d'un pilier interne avec sa cellule basilaire (vue de profil).
1. Corps du pilier (visible en partie).
2. Son extrémité inférieure.
3. Arête inférieure et externe se continuant en un petit prolongement.
4. Cellule basilaire interne.

5. Son noyau.
6. Prolongement que la cellule envoie à la rencontre d'un prolongement analogue de la cellule basilaire externe (voy. aussi fig. 20).

FIG. 16. Extrémité supérieure d'un pilier externe.
1. Partie du corps du pilier externe.
2. Extrémité supérieure du pilier.
3. Apophyse pointue se perdant insensiblement dans la substance même de l'extrémité supérieure.

FIG. 17. Deux arcades de Corti vues de profil : les piliers internes se sont retirés de la lame basilaire et les arcades ont exécuté un mouvement de rotation autour du point d'attache des piliers externes restés fixés sur la lame basilaire.
1. Lame basilaire.
2. Pilier externe.
3. Pilier interne.
4. Noyau de la cellule basilaire interne.
5. — — externe.

FIG. 18. L'arcade de Corti, de l'homme, vue de profil (demi-schématique).
1. Lame basilaire.
2. Pilier interne.
3. Pilier externe.
4. Extrémité inférieure du pilier interne.
5. Extrémité inférieure du pilier externe.
6. Extrémité supérieure du pilier interne.
7. Extrémité supérieure du pilier externe.
8. Plaque du pilier interne.
9. Apophyse pointue du pilier externe.
10. Intérieur de l'arcade de Corti.
11. Réunion des deux faces articulaires des piliers entre elles et de la face inférieure de la plaque du pilier interne avec la face supérieure de l'apophyse pointue du pilier externe.

PLANCHE IV.

FIG. 19. L'organe de Corti, du cochon d'Inde, vu d'en haut : la préparation contient les arcades, la lame réticulée, les cellules de Claudius et une partie des organes qui recouvrent les piliers internes.
1. Piliers internes.
2. Un pilier interne détaché de son insertion basilaire et pour ainsi dire luxé de côté.
3. Un pilier externe ayant subi le même déplacement que le n° 2. Les autres piliers externes qui s'attachent aux piliers internes visibles dans cette préparation sont dérobés au regard par la lame réticulée et les cellules qui lui adhèrent (cellules de Corti et de Claudius).

4. Cellule basilaire adhérant au pilier externe.
5. Extrémités supérieures des piliers internes.
6. Extrémités supérieures des piliers externes.
7. Rond de la première rangée (de la lame réticulée) contenant la face terminale supérieure d'une cellule de Corti et garni de cils.
8. Rond de la deuxième rangée (même contenance).
9. Rond de la troisième rangée (même grossissement).
10. Apophyse pointue du pilier externe.
11. Phalange de la lame réticulée (première rangée).
12. Phalange de la lame réticulée (deuxième rangée).
13. Cellules externes de Claudius, couches supérieures et externes qui sont allongées et aplaties.
14. Couches inférieures et internes qui sont sphériques.
15. Quelques-unes des cellules internes de Claudius (les autres sont enlevées en même temps que d'autres parties qui recouvrent les piliers internes).
16. Quelques filaments du réseau de Deiters.
18. Cellules du sommet.

FIG. 20. Coupe de l'ensemble de l'organe de Corti, d'un enfant nouveau-né.

La méthode exposée, pages 5 et 6, m'a permis de faire des coupes qui laissent loin derrière elles ce qu'on a obtenu jusqu'ici, même les bonnes coupes de Hensen. Cet auteur emploie la colle, et cette circonstance me semble expliquer la différence de nos coupes : il faut *injecter* la colle dans le limaçon, tandis que la gomme s'y *infiltre* peu à peu, ce qui est infiniment plus doux. Le dessin prouvera combien la gomme est innocente pour ces organes si fragiles, puisqu'il contient un organe qui peut-être est le plus périssable du limaçon entier : les cils qui couronnent les cellules de Corti (fig. 17, 18, 19, 20).

La figure 20 est une reproduction fidèle d'une des coupes que j'ai obtenues, à une exception près : les parties 26-27 avaient subi un léger mouvement de bascule et s'étaient un peu écartées de l'ensemble, tout en restant en contact partiel avec l'organe de Corti par la lame réticulée. J'ai rétabli la position normale de ces parties d'après une des coupes suivantes de la même partie du même limaçon où ce déplacement n'avait pas eu lieu.

J'ai dessiné cette figure à l'aide d'un bon objectif (à sec), mais j'ai contrôlé l'exactitude de tous les détails avec un magnifique *système à immersion de M. Nachet*, système qui, outre qu'il donne un grossissement très-puissant et des images d'une incomparable netteté, se distingue en même temps par une distance focale relativement très-grande.

1. Lame basilaire.

2. Tissu qui la garnit par en bas.
3. Pilier interne de l'arcade de Corti.
4. Pilier externe de l'arcade de Corti.
5. Plaque du pilier interne.
6. Apophyse du pilier externe.
7 *a*-7 *e*. Parties de la *lame réticulée*.

7 *a* possède un petit appendice à droite, c'est l'insertion d'une cellule de Deiters qui, elle-même, est cachée ici par d'autres parties.

8. Épithélium pavimenteux de la lèvre tympanique de la bandelette sillonnée.
9. Cellules de cet épithélium qui deviennent plus hautes à l'approche du pilier interne.
10. Parties détachées (?)
11. Faisceau de fibres du nerf cochléen s'apprêtant à pénétrer à travers le canalicule.
12. Le même faisceau rétréci traversant ce canalicule.
13. Fibrilles nerveuses variqueuses provenant de ce faisceau, entrées dans l'intérieur de l'arcade de Corti où elles donnent deux branches.
14 *a* et *b*. Cellules basilaires (*a*, interne ; *b*, externe).
15. Cellule non encore décrite adhérant au bout supérieur du pilier externe et à son apophyse.
16. Partie du pilier externe voisin du pilier 4.
17. Cils couronnant une cellule de Corti de la première rangée (la cellule même est cachée). *On voit derrière elle un corps homogène tel que j'en ai vu souvent sur la plaque du pilier interne et dont la nature m'est inconnue.*
18. Cellule de Corti de la première rangée (on sait que ces cellules sont placées en quinconces) ; elle est nichée dans un pertuis de la lame réticulée (entre 7 *a* et 7 *b*) et couronnée de cils. Elle contient un noyau. Son prolongement descend vers la lame basilaire.
19. Cellule de Corti (deuxième rangée).
20. Cellule de Corti (troisième rangée).
21. Cellule de Deiters (troisième rangée). Son prolongement supérieur part de la lame réticulée (7 *d*), puis vient la cellule, et ensuite (plus bas) le prolongement inférieur qui, dans cette coupe, disparaît dans les parties sous-jacentes.
22. Cellules externes de Claudius.
23. Cloisons partant de la lame réticulée, qui semblent séparer entre elles les cellules 22.
24. Tige commune qui me semble attacher quelques-unes de ces cellules à la lame basilaire.
25. Prolongement de la lame réticulée vers la lame basilaire qui, d'après cette coupe, paraît attacher celle-là à celle-ci.

26. Cellules faisant l'intermédiaire entre les cellules de Claudius et l'épithélium de la zone striée. Elles diminuent rapidement de hauteur vers l'extérieur.
27. Fibrille variqueuse (provenant d'où ?)
28. Deux corpuscules hyalins non encore décrits placés sur la lame réticulée.
29. Une des cellules qui remplissent l'arcade de Corti, les autres manquent dans cette coupe.
30. (?)

Fig. 21. Deux fibrilles variqueuses provenant d'un faisceau de fibres spirales (homme) dessinées avec le système à immersion n° 8 de Nachet. Les varicosités sont de petits renflements tantôt ronds, tantôt irrégulièrement allongés (*b*).

Fig. 22. Corps et extrémité inférieure d'un pilier externe (homme) avec des fibrilles nerveuses radiaires aboutissant à un corps qui n'a pas encore été décrit que je sache.

Dessin fait avec le système à immersion n° 8, de Nachet.

1. Corps du pilier externe.
2. Extrémité inférieure du pilier.
3. Corpuscule adhérant au pilier. Des fibrilles variqueuses y aboutissent de toutes parts. Une d'elles chemine le long du pilier (en haut).

Fig. 23. L'organe de Corti, vu d'en haut : le dessin ne montre que les arcades et une partie de la lame réticulée.

1. Piliers internes (séparés par des fentes étroites).
2. Piliers externes.
3. Bords internes des piliers internes.
4. Arêtes supérieures et internes formant, à deux, un arc.
5. Plaques des piliers internes dépassant les bouts supérieurs des piliers externes, mais moins longues que ce dessin ne l'indique.
6. Bouts supérieurs des piliers externes.
7. Leurs apophyses pointues.
8. Bouts inférieurs des piliers externes.
9. Phalange de la première rangée.
10. Rond de la lame réticulée (première rangée) rempli par la face terminale de la cellule de Corti.
11. Interstices entre les corps des piliers externes (ils sont moins réguliers que ce dessin ne les montre).

Paris. — Imprimerie de E. Martinet, rue Mignon, 2.

PL. 1.

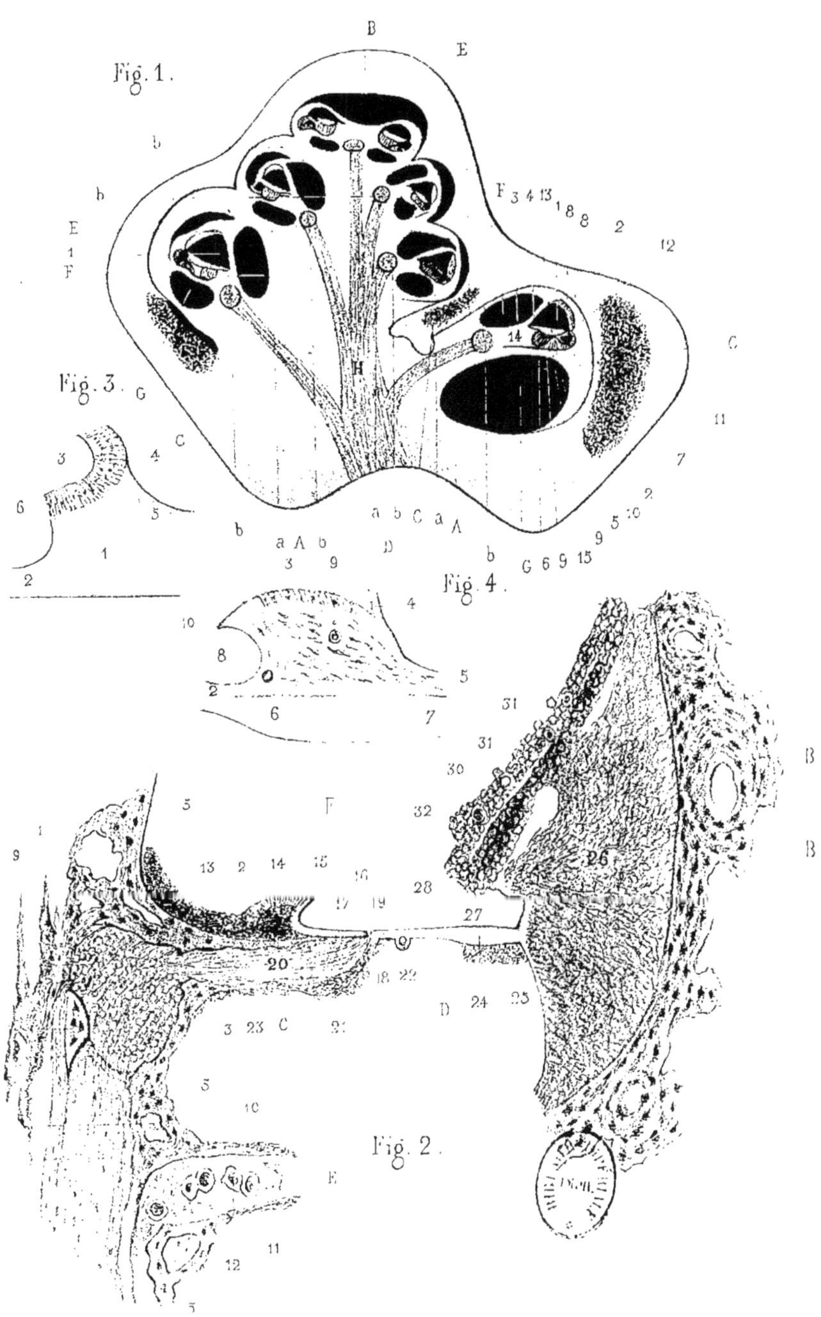

Dr Loewenberg del. Imp. Becquet. P. Lackerbauer lith.

Anatomie du Limaçon de l'Oreille.

Germer Baillière, Libraire à Paris.

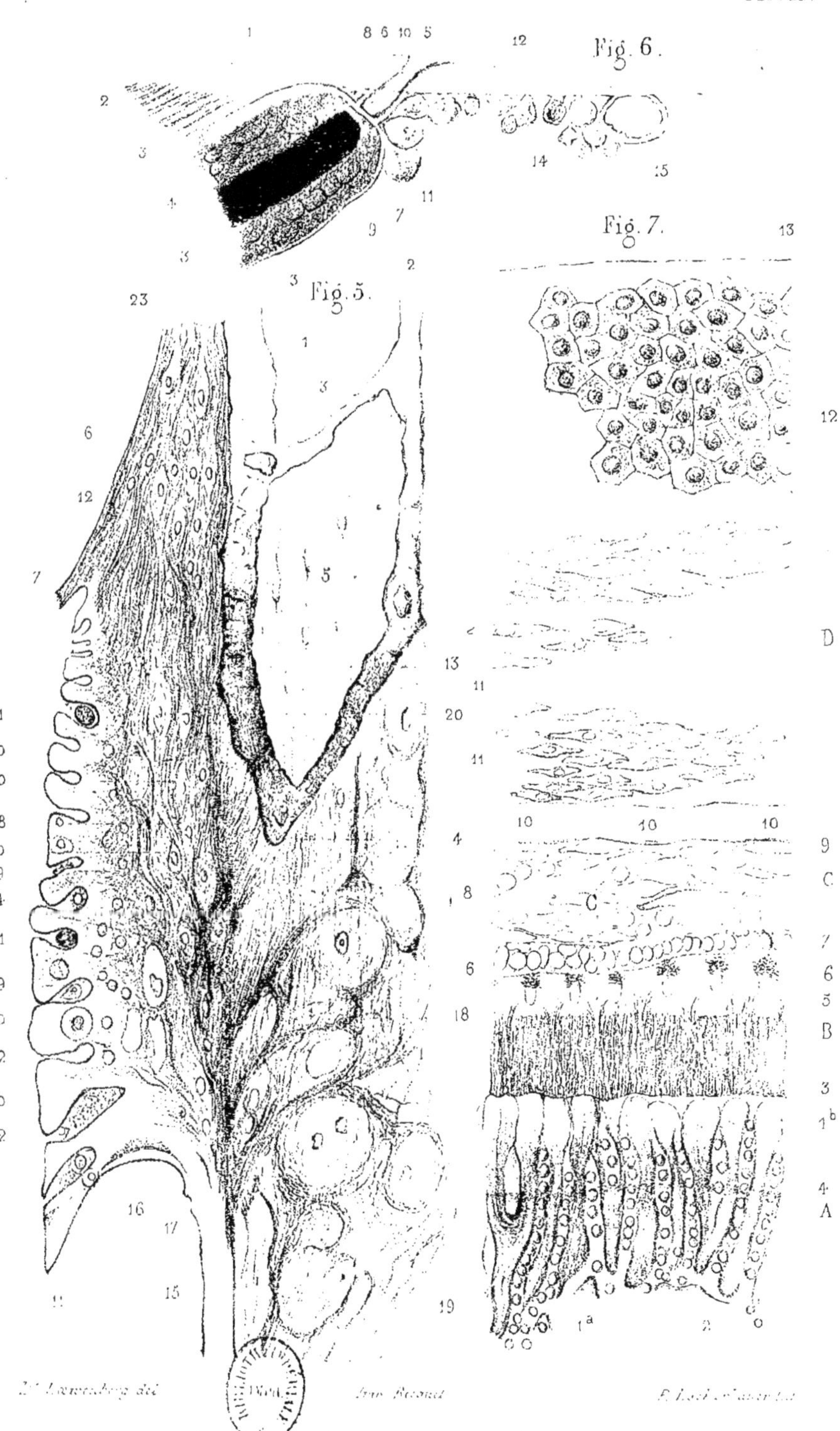

Anatomie du Limaçon de l'Oreille.

Pl. III.

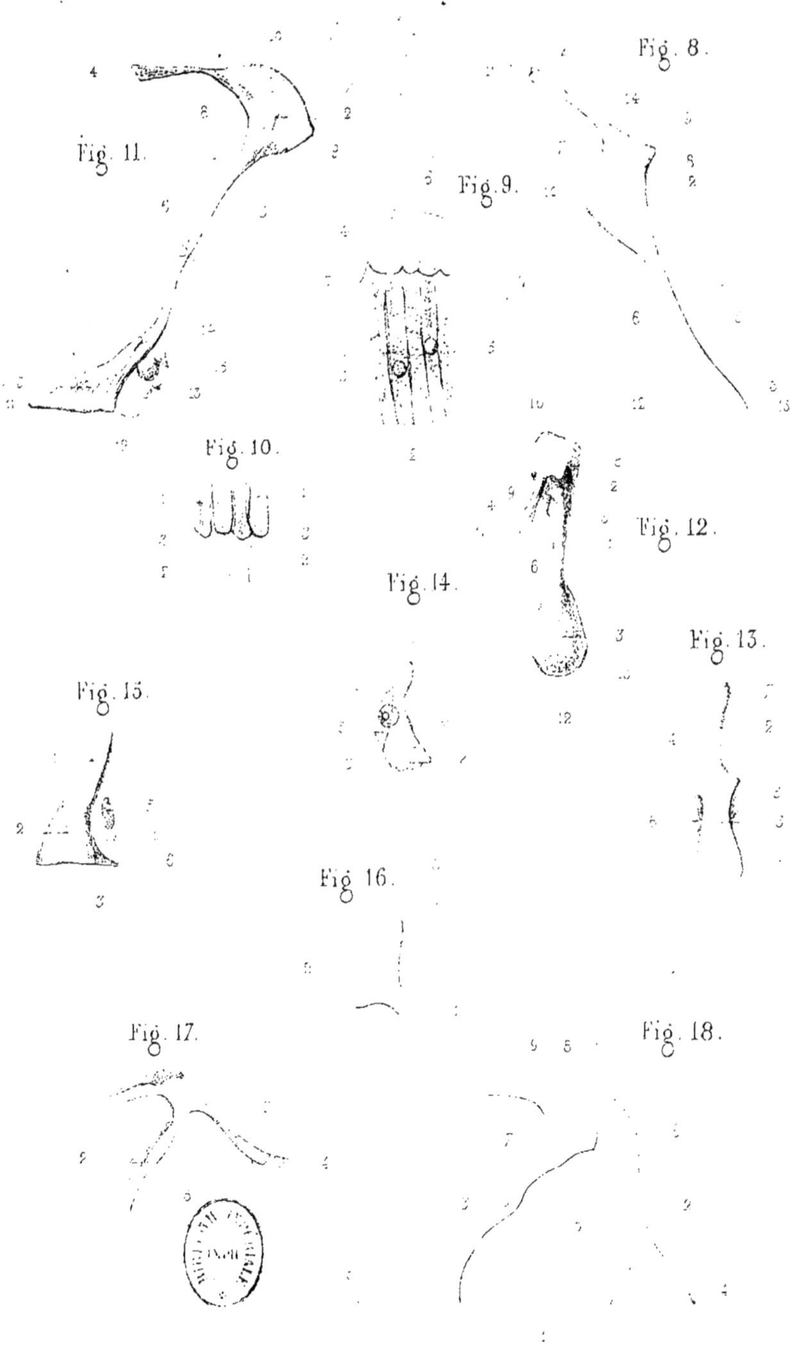

Imp. Becquet

F. Lackerbauer lith.

Anatomie du Limaçon de l'Oreille.

Germer Baillière Libraire à Paris

PL. IV.

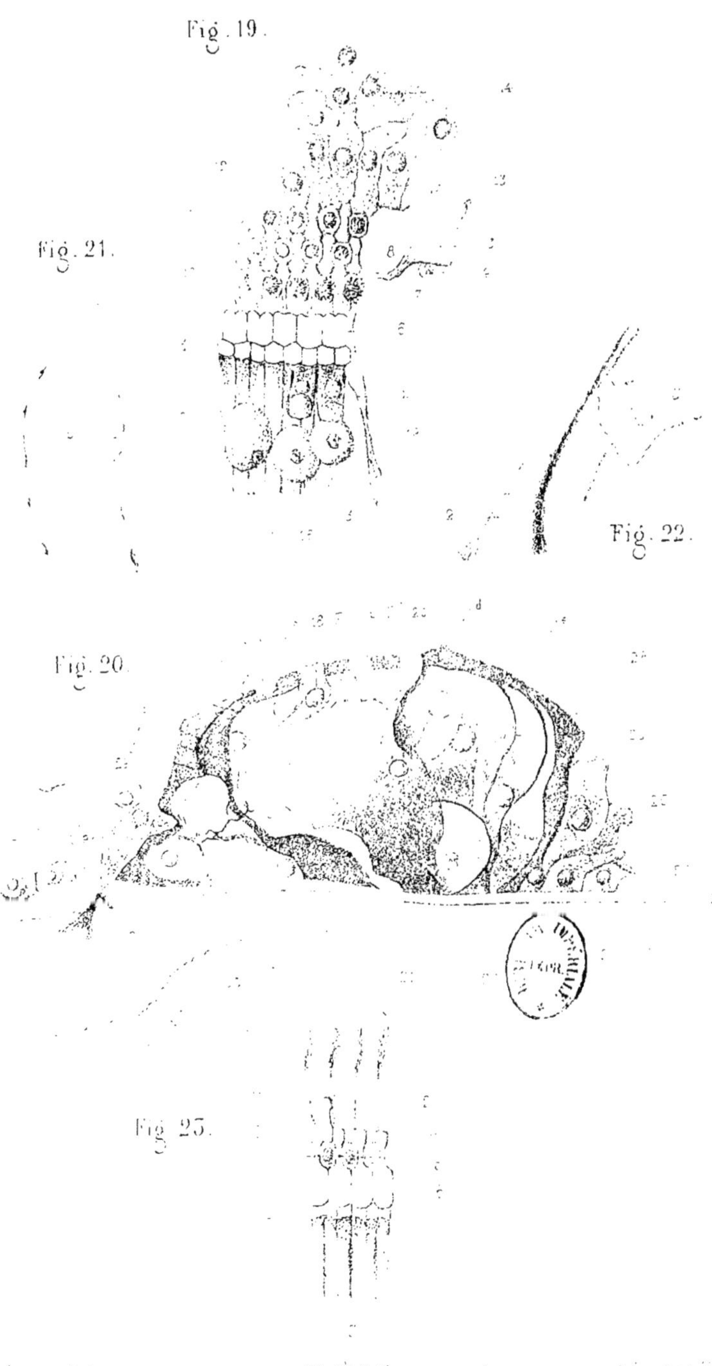

Anatomie du Limaçon de l'Oreille.